儿童常见疾病百问系列

丛书主编 谢鑑辉 鲁 琼

田 晶 罗 俊 唐晓荣 杨 莺 主编 --------------------------------

儿童眼健康与眼病防治百问百答

学苑出版社

图书在版编目（ＣＩＰ）数据

儿童眼健康与眼病防治百问百答 ／ 田晶等主编．--
北京 ： 学苑出版社，2023.1
（儿童常见疾病百问系列）
ISBN 978-7-5077-6552-6

Ⅰ．①儿… Ⅱ．①田… Ⅲ．①小儿疾病－眼病－防治
－问题解答 Ⅳ．① R779.7-44

中国版本图书馆 CIP 数据核字（2022）第 218317 号

责任编辑：黄小龙
出版发行：学苑出版社
社　　址：北京市丰台区南方庄 2 号院 1 号楼
邮政编码：100079
网　　址：www.book001.com
电子邮箱：xueyuanpress@163.com
销售电话：010-67601101（销售部）67603091（总编室）
印 刷 厂：北京兰星球彩色印刷有限公司
开本尺寸：710mm × 1000mm　1/16
印　　张：10.75
字　　数：116 千字
版　　次：2023 年 1 月第 1 版
印　　次：2023 年 1 月第 1 次印刷
定　　价：58.00 元

○ 主　审

王曦琅　郭　燕

○ 主　编

田　晶　罗　俊　唐晓荣　杨　莺

○ 副主编

陈　婷　严艺萌　李芳华　杨　娟

○ 编委名单

（以姓氏笔画为序）

王榕婷　方　波　邓姿峰　龙　琦

田　密　刘　芬　刘美华　杜　芬

李冬嫦　李　芬　李　雯　杨莹莹

杨颖灵　肖志容　吴九菊　吴秀婷

吴雅婷　何芝香　张金梅　陈　瑜

范丹丹　郑月莲　郑巧云　贺瑛瑛

唐远辉　黄爱明　谢鑑辉　谭艺兰

谭思淼　熊　师　滕佳颖

前　言

　　眼睛可以带我们认识丰富多彩的大千世界，感受色彩斑斓的四季更迭，是人类最重要的感受器官。21世纪以来，随着居民生活水平的不断提高，眼健康成为国民健康的重要组成部分。为切实做好"十四五"期间我国眼健康工作，进一步提升人民群众眼健康水平，持续推进我国眼健康事业高质量发展，国家卫生健康委员会制定了《"十四五"全国眼健康规划（2021—2025年）》。

　　《"十四五"全国眼健康规划（2021—2025年）》旨在着力加强眼科医疗服务体系建设、能力建设、人才队伍建设，持续完善眼科医疗质量控制体系，推动眼科优质医疗资源扩容并下延；同时有效推进儿童青少年近视防控和科学矫治工作，进一步提升白内障复明能力，逐步提高基层医疗卫生机构对糖尿病视网膜病变等眼底疾病的筛查能力，推动角膜捐献事业有序发展。

　　眼健康事业的发展与国民健康息息相关，在全面推进健康中国建设，加快实施"健康中国"行动中占据重要的地位。儿童生长周期长，儿童眼病防治在年龄、生理解剖、视功能、疾病构成以及治疗上都与成人有很大区别。儿童的健康是中国梦的起点，儿童的眼健康更需要全社会的广泛关注。

随着电子信息技术的日新月异，孩子学习和生活方式的更新迭代，越来越多孩子的眼睛健康问题成为家长关注的焦点。读者需要具有科普性、易懂性、简洁性的眼科读物。为此，我们编写了这本《儿童眼健康与眼病防治百问百答》，以期为广大读者提供参考和借鉴。

全书共分为四个部分，主要从眼的构成与功能、眼科检查、儿童视力保健、常见眼病防治四个方面进行介绍。本书旨在帮助读者了解眼睛基本结构和功能，科学爱眼、护眼以便及时地发现和正确地处理眼部常见疾病等，帮助广大读者提高早期发现、早期预防、早期治疗的能力。

由于编者能力水平有限，书中的疏漏之处在所难免，恳请广大读者批评指正。

编者

2022 年 10 月 13 日

目　录

眼科检查 15

········ E ······ m ····· w ······ **儿童斜视与弱视** ······ з ····· m ····· E ········

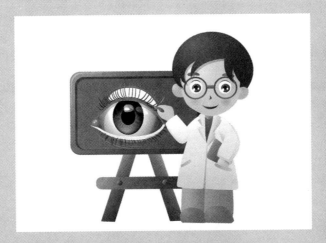

眼的构成与功能

儿童眼健康与眼病防治百问百答

1. 正常人眼球的结构是怎样的?

生活处处有风景,眼睛让我们发现世界的美好。然而,我们的眼球结构是怎样的呢?

我们的眼球近似球体,构造十分精巧,由眼球壁和眼球内容物两部分组成(见图 1-1)。

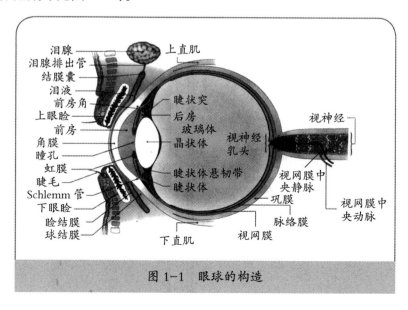

图 1-1　眼球的构造

（1）眼球壁主要分为外、中、内三层。其中眼球壁的外层包括角膜（俗称"黑眼珠"）和巩膜（俗称"白眼珠"）。"黑眼珠"是眼球最前面的透明组织，是光线进入眼睛的窗口。"白眼珠"处在眼球的最外壁，因质地坚硬，呈瓷白色而得名，与角膜相连，可以维持眼球的正常形状。眼球壁的中层为葡萄膜，富含色素和血管，又称色素膜（见图1-2），由前部的虹膜、中部的睫状体和后部的脉络膜共同组成。虹膜呈圆盘状，位于角膜正后方，中央有一圆孔，称为瞳孔。正常情况下，通过瞳孔的扩大或缩小，来帮助我们看清物体。睫状体可以通过产生透明的房水和调节屈光程度来让我们看清远近物体。脉络膜续连于睫状体后方，位于巩膜和视网膜之间，可以营养视网膜外层，并有遮光作用，使反射的物像清晰。眼球壁的内层为视网膜，也叫眼底。视网膜就像照相机的底片，将外界物体在上面聚焦成像。

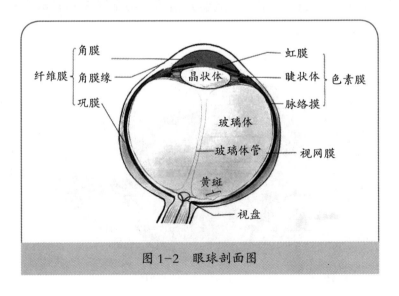

图 1-2　眼球剖面图

（2）眼球内容物包括房水、晶状体和玻璃体三种透明物质，与角膜一起组成了屈光介质。房水是由睫状体产生的透明液体，有调节眼压，营养角膜、晶状体和玻璃体的作用。晶状体形似双凸透镜，位于虹膜、瞳孔之后，玻璃体之前。玻璃体为无色透明胶体，位于晶状体和视网膜之间，主要成分为水，具有支撑视网膜的作用。

2. 眼睛是怎样看见东西的?

眼睛可以看到五颜六色、形状各异、千姿百态的东西，那么眼睛是如何看到东西的呢？（见图 1-3）

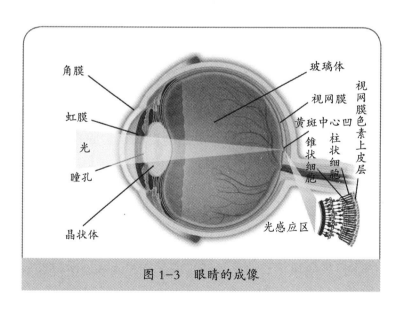

图 1-3　眼睛的成像

首先要有正常的屈光系统，屈光系统从前到后由透明的角膜、房水、晶状体、玻璃体组成。简单地说，人眼的结构和照相机十分相似，角膜和晶状体相当于镜头，瞳孔相当于光圈，脉络膜相当于暗箱，视网膜相当于底片。当光线照射到物体上，经过物体的反射，部分光线进入我们的眼睛，通过角膜、房水、晶状体、玻璃体的折射，聚焦在视网膜上并成像。其后，视网膜将信号沿视神经传送到大脑视中枢，引发对视觉的判断，于是我们看见了东西。可见眼睛要看见东西是需要和大脑一起合作的。

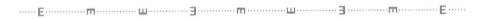

 ## 3. 白眼珠上为什么有黑点儿？

巩膜俗称"白眼珠"，巩膜的组成几乎全是胶原纤维，血管较少，代谢缓慢，不透明。巩膜上有黑点可能是因为：

（1）孩童时期的巩膜还未发育完全，可以透过巩膜看到脉络膜或血管，类似黑点或黑斑，随着巩膜的发育，白眼珠上的这些黑点或黑斑会逐渐褪去或消失。

（2）黑色素沉积，如果黑色素沉积在巩膜上，则白眼珠上就自然会有黑点或黑斑。一般情况下，这些黑点或黑斑不需要处理。如果白眼珠上的黑点或黑斑增长速度加快，或者发生隆起、断裂现象，应尽早带孩子去正规医院检查（见图1-4）。

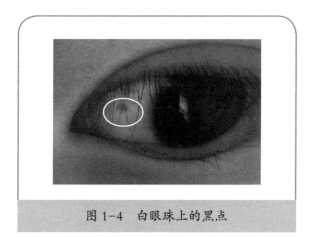

图 1-4　白眼珠上的黑点

4. 黑眼珠是黑色的吗？

黑眼珠并不完全是黑色的。黑眼珠最前面的部分叫角膜，角膜是透明的；而黑眼珠的黑色部分实际上是角膜里面的虹膜颜色，黑眼珠颜色的深浅实际上是由虹膜的颜色决定的。

人类眼球的虹膜由内皮细胞层、前界膜、基质层、后界膜和后上皮层构成。这五层组织中的基质层、前界膜及后上皮层含有许多色素细胞，而这些细胞中所含色素量的多少就决定了虹膜的颜色。色素细胞中所含色素越多，虹膜的颜色就越深，眼珠的颜色也就越黑。白种人由于虹膜内色素少，因此虹膜上皮层的黑色素透过半透明的基质层而呈蓝色或灰色。而黄种人和黑种人由于虹膜内色素细胞多，色素也较稠密，因此虹膜呈棕色或黑色。

5. 为什么瞳孔可以放大和缩小?

瞳孔是虹膜中央的一个圆形孔洞,正常人的瞳孔大小为 2.5～4mm,瞳孔小于 2mm 称为瞳孔缩小,当瞳孔大于 5mm 则称为瞳孔放大。而瞳孔的放大和缩小取决于瞳孔开大肌和括约肌的相互作用。

当瞳孔括约肌收缩时我们的瞳孔就会缩小,当瞳孔开大肌收缩时我们的瞳孔就会放大。这两条肌肉受两种神经支配。正常情况下,彼此协调,互相制约,一张一弛,在各种不同环境下使瞳孔放大或缩小,以调节光线进入眼内的多少。强光刺激、厌恶、疲倦、烦恼时会使瞳孔缩小。而当光线变弱、人遇焦虑、恐慌或快乐的情绪刺激以及疼痛的感觉可引起瞳孔放大。总之,在正常情况下,瞳孔的大小处在持续不断的动态变化中。

 ## 6. 眼球为什么会灵活转动?

眼睛是心灵的窗户,当我们仰慕一个人时眼球就会向上;当我们不喜欢一件事或一个人时,眼球会向下或者"翻白眼";当撒谎时,眼神会特别不坚定,左看看右看看,等等。那么眼球为什么会灵活转动?

原来是眼球外面的六条运动肌肉在运动。六条运动肌肉分别是内直肌、外直肌、上直肌、下直肌、上斜肌和下斜肌(统称为眼外肌)。

眼球运动是在大脑支配下双眼协同配合的眼球联动运动(见表

1–1），当某条肌肉的神经或者肌肉本身受损时，就会使眼外肌之间失去平衡，使眼球转动不协调（见图1-5）。

表 1-1　眼球肌肉运动的作用

眼球肌肉	主要作用	次要作用 1	次要作用 2
内直肌	内转	/	/
外直肌	外转	/	/
上直肌	上转	内旋	内转
下直肌	下转	外旋	内转
上斜肌	内旋	下转	外转
下斜肌	外旋	上转	外转

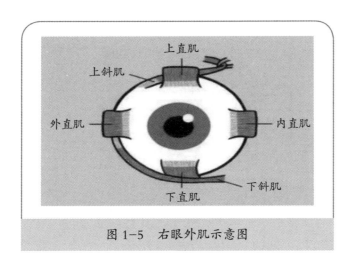

图 1-5　右眼外肌示意图

 ## 7. 眼泪是从哪儿来的？

感动会落泪，伤心会流泪，捧腹大笑时会笑出眼泪；许多外界因素如风沙、强光、异物刺激等都会使人流泪。那眼泪是从哪儿来的呢？

　　泪液来源于眼泪制造工厂——泪腺。在我们上眼睑外侧，有一个像海绵一样的东西，就是泪腺。泪腺分为上下两个泪腺。上泪腺像一颗缩小的杏仁，而下泪腺比上泪腺更小。泪腺共有 10 ～ 20 根排泄管，通过这些小管子将产生的眼泪排出来。在正常情况下，泪腺分泌的泪液很少：在非睡眠状态的 16 小时内，泪腺可以分泌 0.1 ～ 0.6 mL 泪液，来满足日常润滑眼球的需要；在睡眠状态下，泪腺分泌会完全停止。当一个人难过时或眼睛有异物时，泪腺会产生更多的眼泪，帮助我们放松止痛和冲洗异物（见图 1-6）。

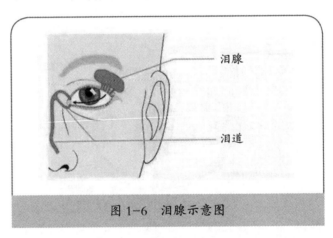

图 1-6　泪腺示意图

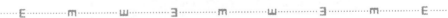

8. 眼泪的作用是什么？

　　眼泪在我们的生活中扮演着重要的角色，眼泪不仅可以表达我们的情感，还具有润滑、冲洗和稀释、杀菌、营养等生理作用。

　　（1）润滑作用。泪液会在角膜表面形成一层平滑的液体薄膜，它不但可使眼球表面保持湿润，润滑眼睑与眼球的接触面，使眼球能灵活转动；还可以使角膜表面更加光滑，从而减少散光，让我们看清物体。

（2）冲洗和稀释作用。当有刺激性物体进入眼睛时，大量眼泪就会从泪腺分泌出来，起到冲洗和稀释作用，让异物自然流露出来，避免角膜和结膜的损伤。

（3）杀菌作用。泪液中含有乳铁蛋白、免疫球蛋白和溶菌酶等微生物，具有抗菌和抑菌作用。

（4）营养作用。泪液中有微量蛋白质和养分，可以为我们眼球里的细胞提供营养，加速细胞的新陈代谢。

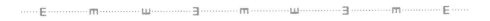

9. 睫毛和眉毛有什么功能？

睫毛生长于上下眼睑的边缘，短而弯曲。它们整齐地排列在眼球外，犹如竹帘，有削弱强光对眼睛的刺激和排除异物的本领。睫毛是眼睛的第二道防线，任何东西接近眼睛，首先要碰到睫毛，从而立即引起闭眼反射，保护眼球不受外来物的侵犯；睫毛有防止异物、灰尘、汗水进入眼内及遮光等功能，它还能联合眼睑一起对角膜和眼球进行保护。

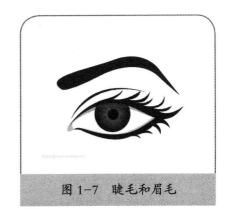

图 1-7　睫毛和眉毛

眉毛位于眼眶上缘稍上方的眉

弓处，由较密的丛生短毛组成，多呈弧形，是上眼睑与额部皮肤的分界。眉毛在眼睛上边形成了一道屏障，刮风时，它可以阻挡灰尘；下小雨时，它挡住雨水，不让雨水流进眼睛里。眉毛通过将来自额头的汗水或雨水阻隔或引流，达到保护我们眼睛的目的（见图 1-7）。

10. 什么叫眼底?

如果把我们的眼睛比作一台相机，我们的眼底就像相机里面的感光底片，专门负责感光成像。

眼底通常是指视网膜，是眼睛最深处、最底部的地方（见图 1-8）。

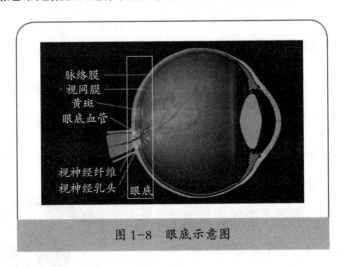

图 1-8　眼底示意图

视网膜是一层像纸一样薄的组织，由于其下面是含有丰富血管的脉络膜，所以正常人的眼底呈橘红色，明亮而具有光泽。

在视网膜的后极部偏鼻侧可以看到一个约 1.5 mm 直径的圆形浅红

色区，称为视神经盘（即视神经乳头），它是视网膜血管、视神经纤维进出眼球的必经之路。

黄斑区在视神经盘的颞侧，是视觉最敏锐的地方，是中心视力所在处。正常黄斑部为一颜色较暗、无血管的区域，其中心的凹陷在检眼镜照射下，形成一个星状的光点。

在视神经盘的中央可以看到分为 4 支的视网膜动脉和静脉，动静脉总是相伴而行，并从视网膜中央向四周延伸，沿途不断收集神经内静脉小分支血流，来维持视网膜营养供给。

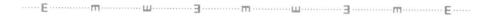

 11. 角膜有什么作用？

角膜是在我们眼睛最前面的一层薄膜，是眼睛当中相当重要的一部分。当然，角膜的作用也很多：

（1）维持正常视力。角膜属于屈光介质，如果把眼睛比喻为照相机，角膜就是相机的镜头。它是一层位于眼球前部的没有血管结构的透明膜，光线要通过角膜才能进入到眼内。

（2）保持眼睛不受伤害。角膜是眼球最外的屏障，外界的物质进入到眼内必须要通过角膜，它有丰富的神经末梢，一旦有异物进入到眼内会出现反射性疼痛、流泪的症状，帮助排出异物，保护整个眼睛。当我们长时间用眼时，就会使角膜处于干涩状态，此时角膜表面神经向大脑发出抗议，让我们通过眨眼或流泪缓解眼睛的酸涩感。

（3）维持眼球完整。角膜是构成完整眼球壁的一部分，具有极强的可塑性及回弹性。角膜的损伤、破裂会导致眼内容物外流。

12. 孩子睁着眼睛睡觉正常吗？

"睁眼睡"俗称"兔眼"，在医学上称之为"眼睑闭合不全"，是指上下眼睑不能完全闭合，导致部分眼球暴露的情况。正常情况下，绝大多数人睡觉时眼睑是闭合的，也有一部分人正常睡眠时眼睛会有一条缝隙，但通常黑眼珠不会暴露，我们称为"生理性兔眼"，这是正常现象，家长也不必太过担心，一般会随着年龄的增长逐渐改善。但孩子如果有眼部疾病引起的眼睛不能完全闭合，尤其是伴有眼红、畏光等不适的情况，应及时到医院检查治疗（见图1-9）。

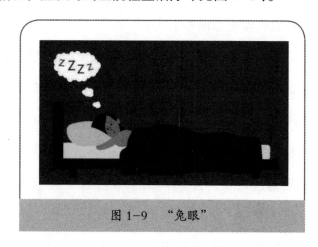

图 1-9 "兔眼"

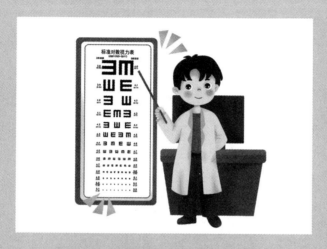

眼科检查

1. 如何检查婴幼儿视力?

　　孩子在婴幼儿阶段，因为认知和表达能力有限，家长们不能及时发现孩子眼睛的异常，错过了孩子预防和治疗的关键期，对孩子视力造成不可逆的损害。所以早期的婴幼儿视力检查是非常有必要的。

　　家庭自测：

　　（1）6个月以下：光照瞳孔观察眼睛反应和单眼遮盖后观察未遮盖眼追随物体运动的情况，以及对孩子的情绪反应进行粗略的估计。

　　（2）6个月～2岁：进行彩球试验，把不同大小的彩球放一起，分别遮盖孩子的一侧眼睛后任其抓球，比较两次遮眼后孩子抓出球的最小直径的差别，可借以判断双眼视力的差别。

　　医院专业检测：

　　（1）视动性眼球震颤检查法：将一个有不同宽窄黑白条纹的转鼓置于婴幼儿眼前转动，检查者通过观察婴幼儿对不同宽窄条纹的反应，记录引起眼球震颤的最细的条纹，通过换算可以得出视力值（见图2-1）。

（2）优先注视法：根据婴幼儿喜欢看图像画面的特点，使用不同宽度的黑白条纹或光栅盘格在婴幼儿眼前显示，观察婴幼儿对不同宽度的黑白条纹或光栅盘格刺激的反应，然后换算成视力值。

（3）儿童视力表检查法：使用儿童熟悉和喜爱的各种图形，来代替 E 字表来检查视力，此法适用于 2～3 岁的婴幼儿（见图2-2）。

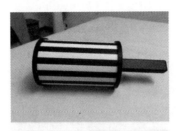
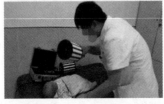
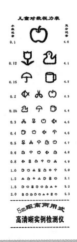

图2-1　视动性眼球震颤检查法　　　　图2-2　儿童视力表

（4）使用手动筛查仪，能快速地检测出屈光度。

（5）视觉诱发电位（VEP）法：检查婴幼儿的视觉传导通路是否有病变。

2. 儿童适宜多久做一次眼睛检查?

眼球的发育同生长发育一样,是不停变化的。正常儿童每半年到一年需要做一次屈光筛查,如伴有视力异常的,可以每3个月做一次,做到早发现、早预防、早干预、早治疗。

根据国家卫生健康委员会办公厅印发的《0~6岁儿童眼保健及视力检查服务规范(试行)》,在0~6岁之间的孩子需要进行13次眼保健和视力检查,包括:新生儿期2次,分别在新生儿家庭访视和满月健康管理时;婴儿期4次,分别在3、6、8、12月龄时;1~3岁幼儿期4次,分别在18、24、30、36月龄时;学龄前期3次,分别在4、5、6岁时。

眼睛的检查项目主要有视力、屈光状态、角膜曲率、眼轴等,还包括眼部外观、眼位检查,有无弱视、色盲、斜视、倒睫、上睑下垂等异常情况。如果孩子在随诊期内出现眼睛异常如看东西眯眼、频繁揉眼等情况,应及时就诊。

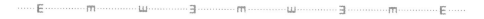

 3. 早产儿都要做眼底检查吗?

早产儿视网膜病变(ROP)是导致世界范围内儿童盲的重要原因之一,是一种发生于早产、低体重儿的视网膜血管异常增生性疾病。早期从宝宝眼睛外观上看不出明显的变化,所以家长容易疏忽,而通过眼底检查可以明确是否有早产儿眼底病变。早产儿视网膜病变轻者仅表现为血管异常；重者有可能出现视网膜脱离，导致失明、继发性青光眼、眼球萎缩等严重后果。及时采取治疗措施能避免病情加重。因此，早产儿的眼底检查是非常必要的（见图2-3）。

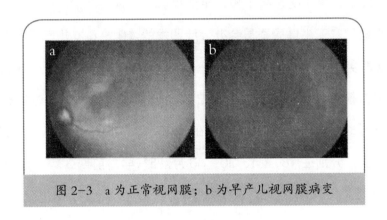

图2-3　a为正常视网膜；b为早产儿视网膜病变

我国早产儿视网膜病变筛查标准为：

（1）出生胎龄≤34周或出生体重＜2000 g的早产儿，应进行眼底病变筛查，并根据医生建议复诊。

（2）对于患有严重疾病或有吸氧史的早产儿，筛查范围可适当扩大。

因此，早产儿需要做眼底检查并根据医生的建议及时进行复诊和治疗。

4. 足月儿是否需要做眼底检查?

　　绝大多数的足月儿并不需要做常规眼底检查,但如果宝宝有特殊情况,在医生的建议下则需完善眼底检查。特殊情况的足月儿包括:家族性渗出性视网膜病变、遗传性白内障、外层渗出性视网膜病变、先天性青光眼、视网膜母细胞瘤(RB)、代谢性疾病或遗传性疾病等有高危因素和家族史的儿童,或是出生时有窒息史、缺血缺氧性病变、巨细胞病毒感染等病史的儿童。眼底检查能及时发现眼底异常,只有做到早发现、早干预、早治疗,才能让孩子更加健康地成长。

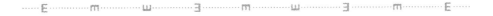

 5. 眼底检查会伤害眼睛吗?

　　眼底检查不会伤害眼睛。医生通过检眼镜在眼球外直接照射瞳孔来观看眼底的视网膜、血管黄斑、视神经乳头等结构。眼底检查通常是用眼科仪器的光线进行检查,仪器光线属于自然光,检查时间也很短,所以不会对眼睛造成损伤。为了更加清晰地观察周边视网膜情况,部分眼底检查会使用散瞳药放松我们的睫状肌来扩大瞳孔,散瞳状态通常持续6小时左右,在此期间会有轻度的畏光、近视力模糊等情况,但药效过后会自动恢复正常。所以家长不必担心散瞳会对孩子的眼睛造成伤害。有部分眼底检查需要使用开睑器,可能会造成眼睑轻微压痕,眼部轻度红肿,一般会自然消退,也无须特殊处理。检查完之后眼睛可能会出现干涩、流眼泪等症状，这些属于正常现象。一般情况下几分钟可以自行缓解，或者点几滴滋润的眼药水即可缓解。

6. 什么是远视储备？

远视储备是孩子的视力银行，可提前帮助我们预知孩子什么时候发生近视。

远视储备是指儿童在低龄期出现低度数远视的情况，随着年龄增长而逐渐恢复正常的一种特有状态。对于儿童来说，由于眼球尚未发育完全，眼球较小，眼轴长度也较短，导致进入眼睛的平行光线通过屈光系统聚焦在视网膜之后，处于远视的状态，这是生理性远视。而生理上远视的度数，我们称之为"远视储备"（见图2-4）。

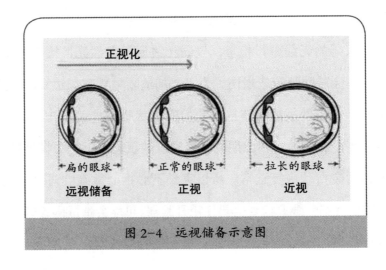

图 2-4 远视储备示意图

远视储备是先天的，无法通过后天获得。远视储备是随着年龄增长而逐渐降低的过程，是不可能恢复的。儿童理想的远视储备：3 岁为 +2.75D，4～5 岁为 +2.0D～+1.5D，6～7 岁为 +1.5D～+1.0D，8～10 岁为 +1.0D～+0.5D，11～12 岁为 +0.5～0D。正常儿童的轻度远视，可以依靠眼球的调节力把视网膜后面的焦点向前移动到视网膜上，可以看到清晰的物像。但远视眼度数越高，需要动用的调节力就越大。高度远视眼儿童可能因为调节力和实际需求不符而形成内斜视和弱视。另外远视眼度数超过正常值太多，还会影响孩子的大脑视觉皮层的发育而引起弱视。所以并不是远视储备越多越好，过度远视容易导致调节性内斜视、弱视，需要在专业医生指导下矫正。

对于远视储备不足的孩子，家长也不必太过焦虑，因为它不代表正常视力，没有远视储备的孩子实际上视力是正常的。只要我们早发现、早干预，并养成良好的用眼护眼习惯，同样可杜绝近视的发生。

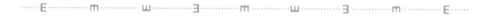

 ## 7. 检测眼轴长度有什么意义？

检测眼轴长度就像测量孩子身高一样，可以帮助医生来判断眼球发育是否正常（见图 2-5）。

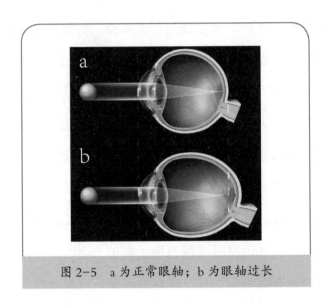

图 2-5　a 为正常眼轴；b 为眼轴过长

　　眼轴长度是指眼球前后径长度。眼轴在 3 岁前增长较快，新生儿眼轴长度约为 16.5 mm，3 月龄时约为 19 mm，9 月龄时约为 20 mm，3 ～ 15 岁一般增长较为缓慢。6 岁时眼轴长度约为 22.46 mm，随后每年增长约 0.09 mm。7 ～ 8 岁时增长幅度最为明显。15 岁时眼轴长度约为 23.39 mm。6 岁时眼轴长度的参考区间为 20.93 ～ 23.98 mm，其跨度超过 3 mm。15 岁时眼轴长度的参考区间为 22.10 ～ 24.68 mm，跨度为 2.58 mm。通过测量眼轴的长度可以判断患儿的近视发展趋势。定期监测眼轴的长度，可以用来判断近视发展的速度，及时干预，预防高度近视的发生。

8. 阿托品散瞳验光会损伤视力吗?

阿托品散瞳验光不会损伤视力。少数患儿使用阿托品散瞳后可能出现低热、头痛、恶心、呕吐、便秘、幻视、痉挛、兴奋、眼睑水肿、排尿困难、过敏等症状,考虑为阿托品不良反应。临床上眼科局部用药出现这种现象的可能性非常小,一旦出现这种情况应立即停药并咨询专业医生予以处理。

临床上常用 1% 硫酸阿托品眼用凝胶进行散瞳验光。将 1% 硫酸阿托品眼用凝胶涂于眼内后,轻轻压迫内眼角 3 ~ 5 分钟可以避免眼药通过黏膜被吸收,减轻药物的不良反应。若孩子出现颜面潮红、发热等不良反应,可以多饮水,加速药物的排出,症状一般在 2 ~ 3 小时后可消失。若孩子出现眼睛畏光及视近物不清等症状,家长要做好防护工作,避免孩子碰伤,并尽量减少或避免看书、看电视及使用电脑等近距离用眼行为。散瞳后由于瞳孔变大,眼睛会怕光,因此户外活动时建议使用遮阳帽或佩戴太阳镜遮挡阳光,以避免阳光中有害光线对眼睛的危害。

阿托品眼用凝胶禁用于青光眼、前列腺肥大、脑外伤的患者,也慎用于老年人、孕妇以及哺乳期的妇女,如需使用应咨询专业医生。

9. 青少年配眼镜前为什么要做散瞳验光检查?

验光的目的是测定眼睛的屈光状态、有无屈光不正、屈光不正的类型及其程度。根据验光结果来决定眼镜度数,所以验光是否准确和可靠直接关系到矫正效果。不但如此,任何视力下降的疾病,只有在排除或矫正了屈光不正的基础上,才能诊断明确。因此,验光是医学领域一个重要的检查手段。

散瞳验光是应用药物使眼睛的睫状肌麻痹和瞳孔放大,在眼睛处于安静休息状态下进行验光。散瞳验光的优越性是准确。

青少年配眼镜前进行散瞳验光,主要是为了得到一个精准的屈光度数。青少年睫状肌的调节力较强,要得到精准的屈光度数,就必须进行散瞳验光。如果不进行散瞳验光,屈光度可能受睫状肌调节的影响而不稳定,变化很大,导致给孩子配的眼镜度数不准确,使孩子近视的度数增加过快。散瞳后能去除眼的调节因素,使睫状肌麻痹,调节放松,使眼睛的屈光度数完全暴露出来,能比较准确客观地查出屈光度数和性质。青少年只有配戴度数合适的眼镜,科学用眼护眼,才能减缓近视发展的进程(见图 2-6)。

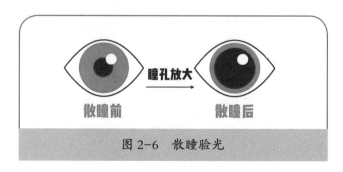

图 2-6 散瞳验光

10. 散瞳验光检查需要注意些什么?

散瞳验光在医学上被称为睫状肌麻痹验光,是应用散瞳药物使眼睛的睫状肌完全麻痹,在瞳孔扩大的情况下进行验光检查。散瞳验光是安全的,但应注意以下事项:

(1)散瞳前与医生充分沟通:散瞳前家长应主动向医生告知孩子有无其他眼疾,是否有青光眼家族史,是否有眼部不适,是否出现感冒、发烧、身体不适等情况,还要充分了解散瞳验光需要注意的事项。

(2)散瞳后要避强光、多休息:散瞳后避强光很重要,可以给孩子戴遮阳帽或偏光镜,对眼睛进行保护,并适当减少孩子户外活动的时间。散瞳后应合理安排孩子的学习时间,尽量让孩子的眼睛多休息,减少近距离用眼。

11. 散瞳后瞳孔要多长时间才能恢复正常?

使用散瞳药物的目的是通过散瞳药物麻痹眼睫状肌。瞳孔被药物扩大后要多长时间恢复,取决于孩子使用何种散瞳药物。

表 2-1 常见的散瞳药物及其起效和持续时间

药物名称	起效时间	持续时间
0.5% 复方托吡卡胺滴眼液	用药后 20 ~ 40 分钟	6 ~ 8 小时
1% 盐酸环喷托酯滴眼液(赛飞杰)	用药后 30 ~ 60 分钟	24 ~ 78 小时
1% 硫酸阿托品眼用凝胶	用药后 45 ~ 120 分钟	2 ~ 3 周

12. 如何看懂视力检查结果?

　　视力,又称视觉分辨力,是指眼睛能够分辨的外界两个物点间最小距离的能力。根据测量的距离不同分为远视力和近视力。一般在给孩子们进行视力筛查时按照 5 m 距离测量的视力值即远视力;近视力是指按照 30 cm 距离检查的孩子的视力值。如果戴眼镜,应当分别检查裸眼视力和矫正视力(见图 2-7)。

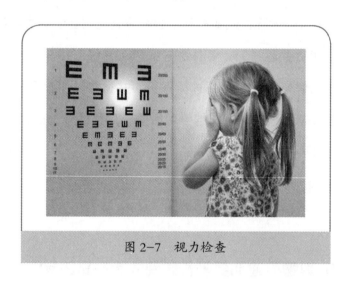

图 2-7　视力检查

　　(1)近视力检查,是用放在桌上的近视力表距离眼睛 30 cm 进行的检查。如在 30 cm 处看不清楚近视力表 1.0,则把表移近,检查结果需记录前移的距离。如"1.0/10 cm",指在 10 cm 处能看见近视力表 1.0。

　　(2)远视力检查

　　① 视力表检查法:被检查者站在距视力表正前方 5 m 处,先遮盖左眼,右眼看视力表,检查者指视标,被检查者说出或用手势表示该

视标的缺口方向，逐渐向下检查，找出被检查者的最佳辨认行的视标，确认其视力，并登记下来。视力可以用五分记录法或者小数记录法来记录，它们其实是经过对数换算的对应关系（见图 2-8）。

检查者一般会要求被检查的人逐步向视力表走近，直到看清为止。这时候检查者会记录被检查者距离视力表的距离，并按距离计算视力。如从一开始 5 m 线走到 4 m 处才看清 0.1 的视标，那么他这只眼的视力就是 0.1 ×（4/5）=0.08。

② 指数（CF）检查法：如果被检查者走到 1 m 处也看不见 0.1 视标，则检查者伸出不同数目的手指给被检查者识别。如 30 cm 处能数出手指，记录为指数 / 30 cm。

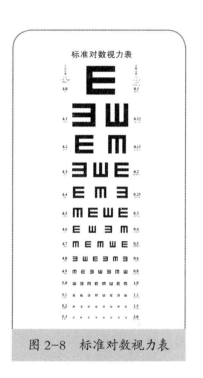

图 2-8　标准对数视力表

③ 手动（HM）检查法：若被检查者在眼前 5 cm 处也不能数出手指，可以检查其是否能识别手动，即检查者用手在被检查者眼前摆动，如在 20 cm 处被检查者能识别手动，就记录为手动 / 20 cm。

④ 光感（LP）检查法：如果眼前手动也无法识别的话，就需要进入暗室，遮盖住没有被检查的眼睛，检查眼睛的光感。由检查者使用烛光或手电筒的光亮，时亮时灭，由被检查的人判断是否能够感受到光亮，

记录光感的距离，然后检查在不同方向能否感受到光的位置。如果连光也感受不到，那么这只眼的视力会被记录为"无光感"。

 13. 一只眼睛受伤为何要检查另一只眼睛？

一只眼睛受伤后，一定不要忽视了另一只眼睛，因为可能会发生一种严重的眼病——交感性眼炎。

交感性眼炎是一种特殊类型的眼炎，它是指一只眼睛受伤或手术后一段时间，另一只眼睛出现免疫反应性的葡萄膜炎症。受伤眼称为刺激眼，未受伤眼称为交感眼，交感性眼炎为其总称。

除了眼外伤，内眼手术后、眼内坏死性肿瘤都有可能引起交感性眼炎。交感性眼炎并不是受伤后马上发生，大多在受伤后 1 年以内发生，最危险的时间是受伤后 4 ~ 8 周。交感性眼炎发生的时间变化非常大，最短的在受伤后 9 天发生，而最长的则有受伤后 60 年发生的报道。受伤眼常表现为伤口愈合不良，炎症持续不退，检查可见眼前部有炎症反应，眼底有水肿。而未受伤眼早期症状比较轻微，可有眼红、眼痛、畏光、流泪、视物模糊等症状，检查可见眼前节有炎症反应，虹膜水肿，眼底出现改变等。对于炎症反应严重的交感性眼炎，如果未能及时进行有效的治疗，可能导致双眼失明。所以单眼受伤以后，另外一只眼睛也要定期检查，不能忽视，以免造成严重的后果。

14. 为什么患白化病的孩子要检查眼睛?

白化病是一种家族遗传性疾病，是由于黑色素合成障碍，导致黑色素在我们皮肤等组织器官上缺乏黑色素沉着，并产生相应的症状和危害的疾病。根据其表现可分为眼皮肤白化病和眼白化病两大类（见图2-9）。

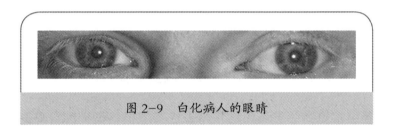

图 2-9　白化病人的眼睛

眼皮肤白化病的表现为毛发和皮肤黑色素减少或缺乏、对紫外线敏感、易晒伤，甚至诱发皮肤癌。眼白化病仅有眼部症状，皮肤、毛发颜色正常或略浅。但两种类型的白化病均可导致不同程度的虹膜和视网膜色素减退，白化病的眼睛颜色可呈现蓝绿色、灰蓝色、粉红色或浅棕色。当光线经瞳孔射向视网膜中的血管时,还可能出现红眼。此外，白化病可能引起眼球震颤、屈光不正（散光、近视、远视）、斜视等眼部病变（见图2-10）。

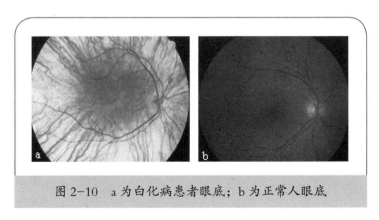

图 2-10　a 为白化病患者眼底；b 为正常人眼底

白化病人的基因突变无法逆转，目前白化病难以治愈。白化病的防治重点在于缓解症状、预防并发症的发生、提高生活质量和预防白化病患儿的父母再次生育患病后代。与此同时，须重视白化病给儿童带来的心理障碍或校园欺凌。

15. 患关节炎的孩子为什么要做眼科检查?

儿童中常见的关节炎为幼年特发性关节炎，是一种自身免疫性疾病，表现为关节炎症和强直变形，其中一部分孩子会伴有慢性葡萄膜炎，所以患关节炎的孩子要做眼科检查。

葡萄膜具有丰富的血管和色素，分布有较多免疫活性物质，是我们眼内免疫炎症反应的好发部位。葡萄膜炎的症状包括眼睛红肿、眼睛疼痛、畏光、视力模糊等。但幼年特发性关节炎相关的葡萄膜炎开始的症状常常不明显，且随着时间的推移而进展。一旦患儿出现症状，可能已经发生了眼睛损伤和视力丧失。患关节炎的孩子中一部分需要长期使用激素，而激素的长期使用可能引起眼压高，甚至白内障等并发症。所以儿童被诊断出幼年特发性关节炎后，应尽早到眼科就诊，以便进行早期干预和治疗。

16. 肝损伤的孩子要做眼科检查吗？

肝脏是我们人体重要的合成器官和解毒器官，中医有说肝开窍于目，说明肝脏的损害可以通过我们的眼睛表现出来。

我们的肝脏中储存着大量的维生素 A，维生素 A 对眼睛十分有利。维生素 A 可以转化成我们眼睛需要的视紫红质，而视紫红质是视网膜细胞感受光线、成像、产生视觉的必需物质。肝脏损伤可能导致维生素 A 流失，出现干眼症甚至角膜发炎、怕光、流泪等症状，还会出现巩膜变黄、视物模糊等。

肝豆状核变性的孩子，周围角膜会出现 1 ～ 3mm 棕色、绿色或红色条带，这种条带被称为角膜色素环（K–F 环）（见图 2–11）。K–F 环可导致视力下降、畏光、复视、视物变形、眼疲劳和炫光。肝豆状核变性的孩子还会出现白内障，表现为铜的沉积，形成向日葵形的白内障。

因此肝损伤的孩子需要通过眼科检查来排除危害孩子眼睛的因素。

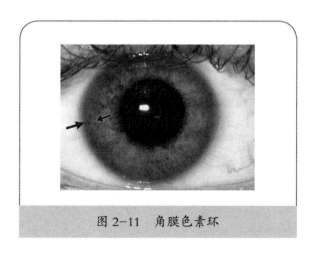

图 2–11　角膜色素环

17. 孩子注意力不集中为什么需要做眼科检查?

孩子学习注意力不集中,在排除了多动症等疾病后,进行眼部检查时会发现可能是眼睛视功能发育异常引起的孩子学习注意力不集中。同时,也可以通过追随运动、注视能力、聚焦功能等检查判断孩子注意力异常情况。这些异常通常会让孩子出现阅读障碍、眼痛、头痛等,从而导致孩子注意力不集中。因此应带孩子到医院眼科进行检查,明确原因,及时干预。眼科相关原因如下:

(1)孩子患有明显屈光不正,如远视、散光、近视等情况时,持续看东西尤其是近距离用眼后容易出现眼睛疲劳,从而导致孩子学习时注意力不集中(见图 2-12)。

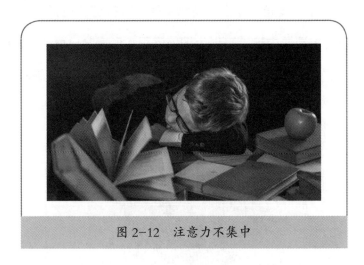

图 2-12　注意力不集中

(2)有可能是孩子得了儿童常见的一种眼病——间歇性外斜视。在临床上这种情况很多。这种斜视时有时无,常发生在孩子疲劳、瞌睡或身体不适的时候。

（3）还有一部分孩子出现双眼协调运动障碍，如追随运动、注视能力、聚焦功能、集合能力等双眼视功能异常，导致孩子学习时眼部疲劳、眼睛疼痛，而表现为注意力不集中。

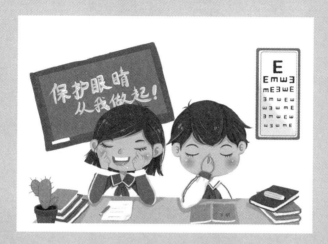

儿童视力保健

1. 为了孩子的视力，准妈妈应该注意什么？

眼睛是心灵的窗口，一双明亮的眼睛能让我们认识这个美丽的世界。保护孩子的视力，孕期是关键。

（1）准妈妈要科学用眼，健康护眼

在光线充足环境下用眼，控制与电子产品的接触时间。因为电子产品产生蓝光，这种蓝光是有害的，它使视网膜感光细胞凋亡的速度加快。所以准妈妈应控制电子产品的使用时间，保证眼睛休息和运动。

（2）准妈妈应注意摄取充足的蛋白质、DHA 和 ARA、维生素等，注意饮食搭配，保证营养需要

蛋白质可以帮助眼睛的细胞生长、修复、更新，是视力发育的基础。视网膜上的视紫红质由蛋白质合成，蛋白质摄入不足可能会导致孩子视力障碍。

DHA 和 ARA 是大脑和视网膜的重要构成部分，有着促进脑发育、提高记忆力、完善视力发育的作用。DHA 和 ARA 摄入不足，将可能导致孩子头围小、智商和视力低下等不良后果。

维生素 A 可以预防干眼症、夜盲症，是补肝明目的营养素。维生素 C 是组成眼球晶状体的成分之一，如果缺乏容易患上晶状体混浊或早发性白内障。维生素 E 可抑制晶状体内的氧化反应，延缓眼睛老化，预防近视、白内障。B 族维生素是营养视觉神经的重要因子，是保持良好视力不可缺少的物质。

（3）准妈妈要慎用药物，预防感染

有些药物会造成胎儿的畸形，需要在专业医生指导下服用。避免孕期感染，尤其是孕前期的病毒感染。如果出现宫内病毒感染，如巨细胞病毒、风疹病毒、单纯疱疹病毒等感染，会造成孩子的眼部结构发育畸形，导致孩子视力严重低下，常见的有如先天性白内障等疾病。可在专业医生指导下提前注射风疹疫苗预防先天性白内障。

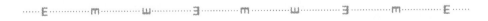

 2. 为什么户外活动对视力有益?

适量的户外运动是预防孩子视力下降的"特效药"。大量的研究证明：孩子多参加户外运动，加强锻炼，接受自然光照比长时间在室内看书、阅读、打游戏的孩子视力更好（见图 3-1）。

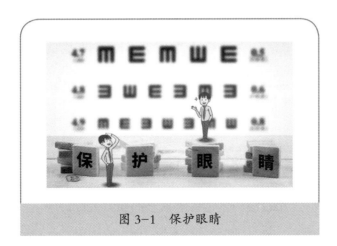

图 3-1　保护眼睛

（1）晒太阳可以促进人体分泌更多的维生素 D，维生素 D 可以增加人体钙的吸收。对眼睛而言，缺钙则易使眼球壁的弹性和表面张力减弱，在近距离用眼或在低头状态下，易使眼轴拉长而发生和加剧近视。

（2）蓝光在一定程度上可影响眼屈光状态，其可能通过影响生物节律，刺激多巴胺的合成分泌，从而影响屈光系统，也可能通过影响视锥细胞代谢，最终引起屈光改变。户外日光充满了大量的可见短波长光，如蓝光、绿光等。其中波长在 380 ～ 440 nm 的蓝紫光段具有潜在的伤害作用，而 440 ～ 500 nm 的蓝绿光段则被视为有益的光段。通常日光主要光波的波长为 477 nm，位于蓝色波段。所以户外日光中的蓝光一定程度上可以抑制近视，可根据专业眼科医生的建议和孩子年龄掌控好户外活动接受光照的时间、频率、周期、方式。

（3）户外活动将"持续用眼"变成"间断用眼"。使得睫状肌得到调节与放松，不再持续给眼球压力。多进行户外活动可以放松孩子的眼部肌肉，从而减少近视发生和加剧的机会。但户外活动注意避开日光过于强烈的时段，因为要避免过强的紫外线对眼睛的伤害。

 3. 甜食为什么对视力有害?

经常吃糖分比较多的食物会对孩子的视力造成影响。

（1）甜食会消耗人体内的钙离子，假如钙离子摄入不足，会降低巩膜的稳定性，引起晶状体受压变凸，眼轴变长，容易引起近视。

（2）甜食在代谢过程中也会消耗身体内大量的维生素 B_1，而维生素 B_1 是维持视神经生理功能的营养物质，如食用过量甜食，视神经会缺乏维生素 B_1，从而导致视物模糊、眼睛干涩及视神经炎。

（3）经常摄入高糖食物会导致胰岛素水平升高，高胰岛素血症会抑制肝脏合成胰岛素样生长因子结合蛋白，使生长激素水平下降，最终造成屈光系统发育异常。因此，糖尿病孩子摄入过多的甜食，会加速近视的发展。

 4. 如何培养孩子良好的用眼习惯?

良好的用眼习惯能够在一定程度上缓解眼部疲劳，维持孩子正常视力。

（1）及早树立护眼意识：在孩子能听懂说话之后，家长就要开始有意识地给孩子灌输护眼的重要性，让孩子在没上学之前，就学习简单的眼保健操，每天坚持做，逐渐养成正确做眼保健操的好习惯，同时培养孩子每天在户外活动2小时的良好生活方式。

（2）好的睡眠习惯也有利于眼睛健康发育：眼睛是人体每天工作量最大的器官之一，睡觉时起到的舒缓眼睛的作用是效用最高的。因此培养孩子良好的作息与睡眠习惯，也是培养孩子良好用眼习惯的重要环节之一。在睡眠时间上，专家们的建议是确保小学生每天睡眠10个小时（晚上9时入睡为最佳）、初中生9个小时、高中生8个小时。

（3）定期进行眼部体检：为了及时掌握孩子眼睛发育状态健康与否，建立屈光追踪档案，定期按时检查都是十分重要的环节。

（4）保持正确读写姿势，眼睛与书本的距离不宜小于33 cm，前胸与课桌的距离约为1个拳头的距离。每天尽量减少使用电子产品的时间，积极参加体育锻炼和户外活动，养成良好的生活方式，不熬夜、少吃糖、不挑食等。但是习惯养成不是易事，需要家长们耐心地引导和以身作则。

5. 保护视力，网课究竟怎么上才合理？

（1）选择合适的网课学习场所与电子产品

网课学习对场所是有要求的，房间内光线要充足柔和。应避免光线直接照在电脑或手机屏幕上。如光线不足，应及时开启电脑或手机的夜间模式或护眼模式。

选择电子产品时尽量能用大屏幕，就不用小屏幕，能用电视就不用电脑，能用电脑就不用平板电脑，有平板电脑就不用手机。可以把电脑上的画面投屏到电视机屏幕上，因电视机屏幕大，离得远，保持距离，学习起来也比较舒服，更加有利于保护眼睛和视力。

（2）合理用眼，劳逸结合

双眼与屏幕保持恰当的距离，电脑屏幕与眼睛大致持平，并置于双眼的正前方，与眼睛保持 40 cm 左右的距离（屏幕越大，距离相对越大），在观看时可以保持平视状态，避免过于仰视或俯视造成的用眼和颈椎疲劳。

避免长时间网课学习，在网课学习 30 ～ 40 分钟或者近距离用眼 20 分钟后，需要让眼睛得到休息，可以远眺 10 ～ 15 分钟。非学习期间尽量避免使用电子产品，如需要不宜超过 15 分钟，每天累计不超过 1 小时。

6 岁以下的学龄前儿童应该避免使用手机和电脑，家长也应该起到表率作用，尽量少使用电子产品。

（3）保持正确的读写姿势

正确的坐姿应严格遵守以下口诀要求："一尺一拳一寸"，即眼离一尺，胸离一拳，笔离一寸。也就是说两眼和书本或电脑屏幕保持一尺（33.3 cm）的距离，胸部与书桌保持一拳距离，握笔的指头离笔头一寸（3.33 cm）的距离（见图 3-2）。

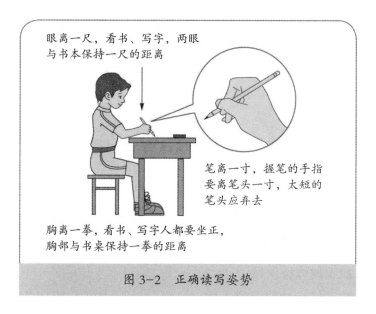

眼离一尺，看书、写字，两眼与书本保持一尺的距离

笔离一寸，握笔的手指要离笔头一寸，太短的笔头应弃去

胸离一拳，看书、写字人都要坐正，胸部与书桌保持一拳的距离

图 3-2 正确读写姿势

（4）眼部健康的防护

可以在上午、下午各做一次眼保健操，让眼睛得到休息，在做眼保健操前，请洗净双手，避免感染。同时需要警惕儿童歪头视物、频繁地眯眼、挤眼、眼部红肿、眼睛疼痛等情况，如有以上异常情况，需及时到医院就诊。

6. 眼睛检查是不是只要测视力就可以了？

眼睛检查只查视力是不够的，因为有些眼病并不表现为视力异常，或早期并不表现出视力异常。那么，眼睛检查要做哪些项目呢？（见图 3-3）

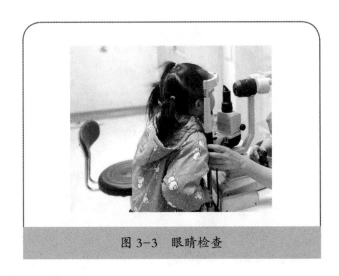

图 3-3　眼睛检查

常见的眼科体检项目：

（1）视力检查：测视力是最基础的一项检查，它能够初步检测孩子双眼的视力值。青少年儿童可用"E"字表检查，低龄儿童可用图形视力表检查。

（2）外眼检查：可检查眼眶、眼睑疾病，如倒睫、肿块、上睑下垂等。

（3）裂隙灯检查：可以清楚地放大肉眼所不能看到的眼内结构，包括瞳孔、晶状体等。

（4）眼底检查：医生利用检眼镜可以看到眼睛的玻璃体、视网膜、视神经乳头和视网膜动、静脉等结构。

（5）眼位检查：了解有无斜视。

以上几项为眼科常规检查项目，而眼轴、角膜曲率是评估儿童、青少年屈光发育的指标，可以了解屈光发育状态，有无近视、远视、散光问题。常规的眼部体检一旦发现问题可能还需要做眼压、OCT、VEP等特殊检查，进一步了解病变情况。

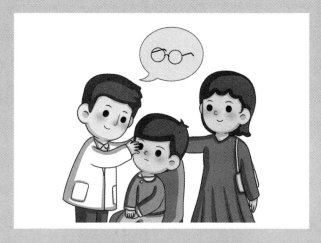

常见眼病防治

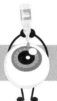

儿童眼部疾病常见症状

 1. 孩子吃东西时眼皮会动是怎么回事?

　　孩子吃东西时眼皮会动,是属于下颌瞬目综合征的表现。下颌瞬目综合征主要表现为上睑下垂和颌动瞬目,一部分孩子仅表现为颌动瞬目而没有上睑下垂的表现。什么是下颌瞬目综合征呢? 通俗来讲,这是一种下巴与眼皮之间的联动运动,其实就是当孩子张口时,上眼皮上抬;闭口时,上眼皮恢复原来的高度;当孩子咀嚼时,上眼皮随着张口和闭口而忽高忽低。主要原因是三叉神经与动眼神经中枢或末梢有异常联系。一般来说,上睑下垂症状较轻,未遮挡光线进入眼睛而引起视力发育异常等问题,可先观察。如果症状较重,且影响视力、屈光状态以及心理发育,则需手术解除症状。

2. 孩子爱眨眼是怎么回事?

我们每个人都会眨眼,正常眨眼频率为:学龄前儿童大概每分钟 8 次;学龄期的儿童大概每分钟 12 次。眨眼是保护眼睛的重要方式,可以使泪水均匀分布在眼球表面湿润眼表,同时使眼睛得到短暂休息。但是眨眼频繁时就需要带孩子去医院进行眼科检查,排除病理性疾病(见图 4-1)。

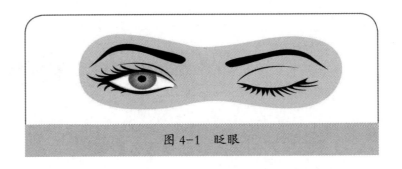

图 4-1 眨眼

常见病理性原因有以下几点:

(1)炎症或异物刺激:常见的有结膜炎、角膜炎等。

(2)倒睫:睫毛倒伏在眼球表面,刺激角膜而引起眨眼。

(3)眼疲劳性眨眼:包括视力疲劳和屈光不正,远视、近视、散光未矫正造成眼睛视觉疲劳。这是一种保护性反射,通过不断眨眼可以调整眼球表面弧度,使视觉清晰。

(4)儿童多动症:是指孩子身体某部位突然的、不自觉的收缩运动。

(5)神经性眨眼:由于支配眼轮匝肌的神经肌肉受到刺激后眼部肌肉不自主地抽动,有时放松或换个环境,孩子这一症状就消失了。

（6）习惯性眨眼：部分孩子曾经因为某种眼部疾病导致习惯性眨眼，通过治疗，疾病去除但习惯仍然保留。

有些孩子因好奇而模仿眨眼，家长在生活中应留心观察，发现孩子频繁眨眼应先去医院检查，排除眼病后及时纠正孩子的不良习惯。

3. 为什么有的孩子两眼球会不随意地来回摆动?

正常的眼睛都能"目不转睛"地注视物体，当我们的眼睛注视物体时，眼球随意地来回摆动，临床上称之为眼球震颤。

我们的眼睛能定睛注视物体，除了良好的视力外，六条眼外肌和支配眼外肌的脑神经都需要全面配合才能完成。这些维持眼球固定不动的组合，若有任何一个环节脱序，眼球就无法固定于中间，摇摆不定而产生眼球震颤（见图 4-2）。

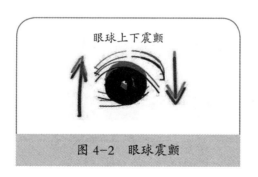

图 4-2　眼球震颤

眼球震颤有很多种类，包括生理性和病理性，先天性和后天性等。根据震颤形式可分为水平性眼球震颤、垂直性眼球震颤、旋转性眼球震颤、混合性眼球震颤。眼球震颤往往不是一个独立的疾病，按照病因可分为以下三类：

（1）眼源性眼球震颤：此类型最多见，常见的原发疾病为先天性视网膜病变。

（2）中枢性眼球震颤：常见于脑炎、脑肿瘤、脑外伤、脑震荡等。

（3）耳源性眼球震颤：此类型最少见，如中耳炎、迷路炎等。

眼球震颤先天性的比较多见。一旦发生眼球震颤以后，孩子可能会出现视力发育差的情况；同时还会合并有白内障、青光眼等疾病。部分孩子因为眼球震颤，还会出现歪头视物的症状。

4. 孩子视力突然下降是怎么回事？

孩子视力下降，最常见的原因是出现近视、远视、散光等屈光不正的问题。但如果视力突然下降，一定要去医院就诊，因为有可能是由一些眼部疾病所致。常见有以下几种（见图4-3）：

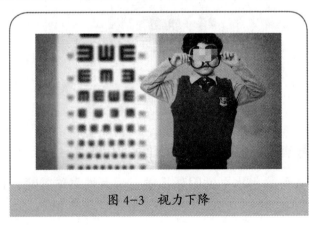

图 4-3　视力下降

（1）视神经炎：最常见的原因是视神经或球后视神经发炎。主要表现为视力的突然下降甚至失明，伴有眼球触痛感、眼球运动时疼痛、瞳孔散大、直接对光反射反应迟钝或消失，如果做视野检查可以发现视野严重受损。只有积极消除病因，视力下降的症状才能缓解。

（2）颅内肿瘤：颅内肿瘤及脑转移瘤压迫视神经可引起视力下降。通过头颅 CT 或 MRI（核磁共振）检查发现，肿瘤的逐渐增大，会引起眼眶、眼球的变形，视力下降程度会越来越重。或是一只眼睛视力正常，另一只视力下降，导致视野的缺损。颅内肿瘤患儿要在医生的指导下尽早手术治疗，对于无法手术的患者，应考虑放疗、化疗等抗肿瘤治疗。

（3）癔症：由精神因素引起的精神障碍疾病，与社会心理因素密切相关，多表现为心理、躯体功能整合方面的障碍。当前社会发展，癔症孩子有所增加，是我们不可忽视的一类人群。这类患儿自诉视力下降，但检查发现并无器质性及屈光异常，经心理暗示、治疗等视力可恢复正常。

除了以上常见情况外，青光眼、眼内疾病等也可能导致视力的突然下降，应在排除器质性疾病引起的视力突然下降的情况下，采取积极措施，及时对症治疗。

5. 夜盲症是怎么发生的?

夜盲症俗称"雀蒙眼",指在夜间或光线昏暗的环境下视力严重下降,但在明亮处视力正常的一类病症。人在黑暗中要看清物体需要依靠眼睛视网膜中的一种视色素,叫作视紫红质。视紫红质的合成必须要有充分的维生素 A。如果人体内缺乏维生素 A,视紫红质的合成就会减少,合成速度也会减慢,因此导致眼睛对黑暗的适应能力降低,到了晚上天色昏暗时,就看不清东西(见图 4-4)。

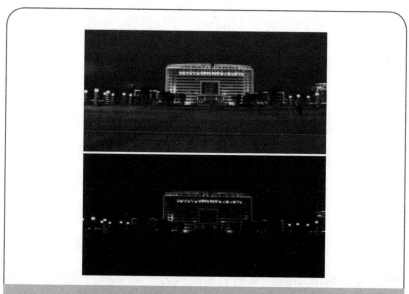

图 4-4　上图为正常人眼里的夜晚;下图为夜盲症患者眼里的夜晚

夜盲症分为先天性和后天性两大类:

(1)先天性夜盲症:系先天遗传性眼病,如视网膜色素变性,导致合成视紫红质的功能发生障碍,引起夜盲。先天性夜盲症无法根治,只能延缓病情发展。

（2）后天性夜盲症：继发于眼部疾病累及视网膜视杆细胞损伤。常见疾病有高度近视、青光眼、视网膜脉络膜炎等；还有维生素 A 缺乏引起的全身疾病，如肝病、营养不良、消化道疾病等；此外一些药物和长期强光照射也有可能导致夜盲症的发生。后天性夜盲症可以通过补充维生素 A 来预防、改善症状，甚至治愈。

6. 什么是沙眼？是沙子进入眼睛引起的吗？

沙眼是由衣原体感染所导致的慢性传染性结膜角膜炎症。感染后孩子内眼皮表面粗糙不平，看起来像堆满了沙粒，故称沙眼。引起沙眼的病原体称为沙眼衣原体，并不是人们所说的是由沙子进入眼睛引起的（见图 4-5）。

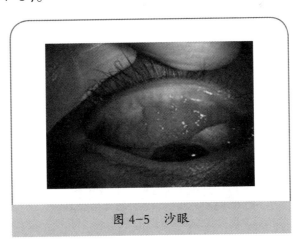

图 4-5　沙眼

沙眼多见于儿童，一般双眼发病。患病早期的孩子可有轻微的发痒及异物感，眼睛黏糊糊的沾有分泌物等。感染时间过长后，翻开眼睛可以看到有些孩子内眼皮出现瘢痕或者畸形。沙眼衣原体可以造成"黑眼珠"的损害，使孩子出现畏光、流泪、疼痛等症状，严重的影响视力甚至造成失明。

沙眼的传播与患者的卫生习惯、生活条件、居住环境、营养状况、医疗条件等因素密切相关。预防沙眼的关键在于养成良好的卫生习惯，经常洗手，还要注意手指缝、指甲缝的清洁，改掉用手揉眼的习惯。

7. 眼睛干就是干眼症吗？

眼睛干涩是干眼症的其中一种症状，但并不是所有眼睛干涩都是干眼症。干眼症又称角结膜干燥症，是指由于泪液生成减少，导致泪液缺失，眼睛出现疲劳、异物感、干涩感，或伴随烧灼感、畏光、短暂视力模糊等症状的疾病（见图 4-6）。

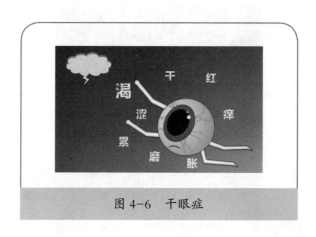

图 4-6　干眼症

在科学迅速发展的今天，孩子学习和上网课用眼时间过长，大多数人会因眼干而就诊。严重的干眼症会影响孩子的生活和学习质量，补充人工泪液是干眼症目前最常用的治疗方法。除此之外，保持生活和工作环境适宜的温湿度、注意休息、养成良好的用眼习惯、均衡饮食都对干眼症的预防和治疗非常有利。

8. 孩子的瞳孔发黄或发白是怎么回事?

孩子瞳孔区失去了正常的黑色而呈现白色的病态，我们称之为"白瞳症"。这类孩子视力发育受到严重影响，一定要早发现、早治疗。白瞳症常见于以下几种疾病（见图4-7）：

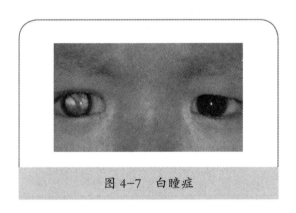

图 4-7　白瞳症

（1）先天性白内障：一些婴幼儿白内障患者，特别是单眼发病，一般并无症状。当瞳孔区出现白色反光，尤其是夜间瞳孔散大时，方引起家长的注意。

（2）视网膜母细胞瘤：是儿童期最常见的眼内恶性肿瘤，多发生于2～3岁前，也有出生后数月乃至数日即可发现白瞳症。由于肿瘤本身呈现乳白色或黄白色，当生长到一定大小时，瞳孔区即可出现黄白色反光，俗称"猫眼"。

（3）Coats病：又称外层渗出性视网膜病变。眼底的典型改变为视网膜渗出和血管异常。本病不太常见，好发于青少年男性，早期无自觉症状，直至视力显著下降，瞳孔区出现黄白色反射，或眼球外斜才引起注意。

（4）永存原始玻璃体增生症：多见于婴幼儿和儿童，一般为单眼发病，患病的眼睛通常比正常的眼睛小。由于胚胎期原始玻璃体未正常退化并在晶状体后增殖，形成白色纤维斑，随着病情进展，晶状体逐渐膨胀和混浊，表现为白瞳症。

（5）家族性渗出性玻璃体视网膜病变：临床表现与早产儿视网膜病变相似，但孩子无早产、低体重及吸氧史。本病早期可无表现，中期周边视网膜出现新生血管及黄白色渗出灶。后期视力全部丧失，接着出现并发性白内障、角膜变性等，最后眼球萎缩。

因此早期的眼病筛查对"白瞳症"的诊断非常重要。孩子出生后应定期做视功能检查和眼病筛查，确保可以在早期发现宝宝的视力异常。

9. 上眼皮突然抬不起来是怎么引起的？

上眼皮抬不起来，临床上称为"上睑下垂"。上睑下垂是指由先天性发育异常或后天疾病导致的一类眼睑疾病，表现为单眼或双眼上眼睑低于正常位置的低垂。上睑下垂可分为先天性上睑下垂和后天性上睑下垂（见图 4-8）。

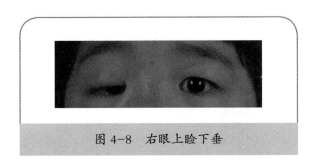

图 4-8　右眼上睑下垂

孩子眼皮突然抬不起来，可能是因为眼睑本身出现了病变，或因神经系统及其他全身性病变导致，多见于后天性上睑下垂，常见的疾病是重症肌无力。重症肌无力是由神经—肌肉接头处传递障碍引起的自身免疫性疾病，临床主要表现为骨骼肌收缩无力，常见于眼肌型和全身型。眼肌型重症肌无力病变仅仅局限在眼外肌；全身型重症肌无力是除眼肌型外，其他均属于全身型。重症肌无力最常见的症状为上睑下垂和双眼复视，也可伴有斜视。重症肌无力患儿具有"晨轻暮重"的特点，可通过疲劳试验和肌肉注射新斯的明药物进行辅助诊断。

除此之外，动眼神经麻痹、提上睑肌损伤、交感神经疾患、上睑炎性肿胀或新生物也可引起上眼皮突然抬不起来，应及时就医，尽早治疗。

10. 眼球突出怎么办?

孩子眼球向前移位,"黑眼珠"最高点超过眼眶上缘,我们称之为眼球突出。眶内容物体积增加或眼眶缩小均可使眼球位置前移。眼球突出与高度近视、甲状腺功能亢进(以下简称甲亢)、眶内肿物、眼外伤或颅脑术后并发症、眼眶蜂窝织炎等有关(见图4-9)。

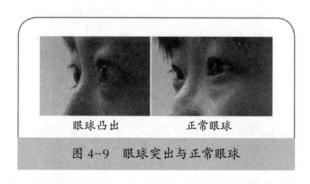

眼球凸出　　　　正常眼球

图4-9　眼球突出与正常眼球

(1)高度近视:由于眼轴过长导致眼球突出。日常应注意科学用眼、规律作息、关注眼球长度变化及屈光变化,定期检查有无视网膜脱落等情况。

(2)甲亢:甲亢患者病情严重时,会出现眼球突出症状。此时可以通过治疗甲亢,来进一步治疗眼球突出。

(3)眶内肿物:多为良性,发病缓慢。当眼球突出明显、影响视力时可考虑手术治疗。

(4)眼外伤或颅脑术后并发症:眶内出血、组织水肿可引起眼球突出。早期应对症治疗,用绷带加压包扎,禁止擤鼻。眼压较高者应减轻水肿,当合并眼球运动障碍、出现复视时应尽早手术。

(5)眼眶蜂窝织炎:严重的眼眶蜂窝织炎会引起眼球转动受限或

者眼球会有不同程度的突出或者移位。对于这种疾病，主要是针对病因治疗，控制炎症。

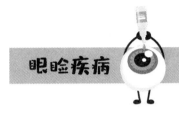

眼睑疾病

1. 先天性上睑下垂一定要做手术吗?

先天性上睑下垂多为先天性发育异常所致，与遗传有关，多为支配提上睑肌的神经缺损或提上睑肌发育不良。按照上睑覆盖角膜与瞳孔的程度可分为：轻度，上睑缘遮盖瞳孔 1 ～ 2mm；中度，上睑缘遮盖瞳孔 3 ～ 4mm；重度，上睑缘遮盖瞳孔＞4mm（见图 4-10）。

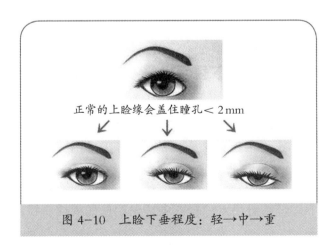

正常的上睑缘会盖住瞳孔＜2mm

图 4-10　上睑下垂程度：轻→中→重

上睑下垂轻者仅影响眼部外观，不影响视物；重者部分或全部遮住瞳孔，不仅影响眼部外观还可影响正常视物，甚至影响视觉发育，形成弱视。先天性上睑下垂以手术治疗为主。

轻、中度先天性上睑下垂在不影响视力、屈光异常的情况下，一般在学龄前进行手术为宜。3 岁前的孩子由于自身配合度不高，眼睑的组织，尤其是眼肌发育尚差，术后并发症较多或容易复发，可推迟到学龄前进行手术。暂未做手术的孩子可以通过"一遮、一提"有效干预弱视的发生。"一遮"：适用于能够配合单眼下垂的孩子，采用遮盖健康的眼睛，强迫下垂的眼睛注视的办法，可以有效解决孩子在年龄偏小时视功能发育的问题。"一提"：每天使用提拉胶带（3M 丝绸 / 透明胶带）粘贴宝宝下垂的眼睑，使其瞳孔暴露，让光线进入眼睛从而促进孩子视功能发育。上睑缘遮盖瞳孔 1/2 以上的重度先天性上睑下垂，会严重阻碍视力的发育，导致弱视，应尽早手术治疗，不分年龄。

2. 先天性上睑下垂手术几岁做更合适？

先天性上睑下垂药物治疗无效，手术是唯一的治疗方法。手术并非越早越好，儿童手术应评估患儿的年龄、上睑下垂程度来决定手术时机。若为重度单眼上睑下垂，伴有高度屈光异常，建议 1 岁左右先行单眼上睑下垂缝线悬吊术。轻、中度无明显弱视或斜视的上睑下垂，可于 3 ～ 6 岁（学龄前）行手术治疗，防止患儿发生形觉剥夺性弱视。

双眼上睑下垂患儿可根据视力及屈光发育情况适当暂缓手术治疗。双眼上睑下垂遮盖患儿瞳孔，足以引起弱视的则宜尽早手术。

3. 上睑下垂术后容易发生哪些并发症？

（1）暴露性角膜炎：上睑下垂手术后因角膜暴露在外，患儿不配合涂眼膏，容易发生暴露性角膜炎，可以通过滴人工泪液、佩戴角膜绷带镜、涂抗菌眼膏等保持眼角膜的湿润。

（2）上睑迟滞：正常人在向下看时，上睑自然向下垂；但上睑下垂术后的病人向下看时，上睑几乎不动，因此会暴露一部分眼球上方的巩膜（白眼珠）。

（3）角膜擦伤：由于术中角膜暴露时间长，术后应及时滴人工泪液保护角膜。

（4）血肿、出血：与手术创伤有关，孩子麻醉清醒后哭吵厉害、术后活泼好动等可引起出血，应及时冰敷，减少活动，多休息。

（5）结膜脱垂：术后揉眼、剧烈活动、外伤可引起结膜脱垂。早期可以采取加压包扎，涂妥布霉素地塞米松眼膏减轻水肿，如持续脱垂则需用缝线缝合脱垂的结膜。

（6）眼睑内翻及倒睫：术后少部分孩子会出现上眼睑倒睫的情况，表现为上睑睫毛摩擦眼球，孩子眼红、流泪不适，如果家长发现这种情况需要及时带孩子到医院就诊，部分孩子需要行二期倒睫矫正术。

（7）切口排斥：孩子可能对手术使用的悬吊材料有排斥反应，对于有过敏体质的孩子要格外注意，如果手术缝线部位红肿持续不消，或者本来恢复良好，突然出现红肿流脓，需及时到医院处理。部分孩子经过局部处理后可恢复，更多的孩子需要取出材料，等排斥反应缓解后，再根据情况做其他手术。

（8）感染：术后切口应保持干净清洁，不进生水、不揉眼、多洗手，按照要求正确点好眼药水，出现切口红肿或分泌物增多时应及时行抗感染治疗。

4. 上睑下垂手术后应该注意什么？

上睑下垂手术是否成功非常关键，但术后护理及训练也非常重要。孩子术后护理尤其要注意以下几点（见图4-11）：

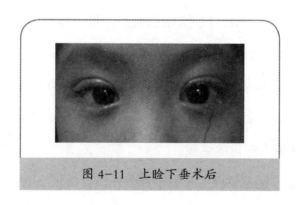

图 4-11 上睑下垂术后

（1）手术后需要用绷带、纱布包扎1～2天，避免剧烈运动，从而达到止血、促进伤口愈合的目的。

（2）点药：孩子术后眼睑闭合不全，除了白天常规点好眼药外，睡前涂抗生素眼膏也非常重要。涂眼膏的目的是"封眼"，保护角膜。晚上眼膏在眼睛表面停留时间长，不容易挥发，可防止角膜干燥，同时预防感染。眼膏需要持续涂 3 ～ 6 个月左右，直至睡觉时眼睑基本闭合。家长观察孩子早晨起来眼睛不红、不频繁眨眼等则可适当减少涂抹眼膏的次数，逐步不涂眼膏。

（3）保持术后眼清洁：及时用清洁的毛巾、棉签、纱布擦拭分泌物。

（4）弱视训练：上睑下垂的孩子往往还合并屈光不正及弱视，一般应于术后一月左右进行散瞳验光及弱视训练。

（5）定期复查：应于术后一周、一个月、三个月、半年、一年复查，如有特殊情况随时复查。

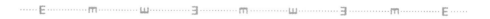

 ## 5. 睑缘炎是怎么回事？

睑缘炎是发生在睑缘部分的一种慢性炎症，可导致眼睑红肿、瘙痒、沙粒感或烧灼感。晨起睫毛处结痂或粘连，对光敏感，短时间内视物模糊，睑缘常呈现粉红色或发炎样，一般不引起视力问题。睑缘炎根据其出现部位可分为前部睑缘炎和后部睑缘炎。前部睑缘炎主要是睫毛根部存在炎症；后部睑缘炎主要是眼睑内面存在炎症（见图4-12）。

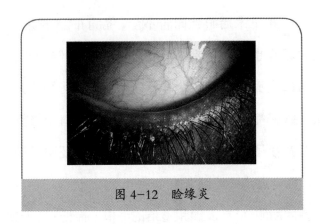

图 4-12　睑缘炎

　　生活中孩子有不良卫生习惯比如用手揉眼，出现视疲劳、屈光不正等情形，长期佩戴隐形眼镜、长期使用劣质化妆品、螨虫感染、营养不良等都有可能诱发睑缘炎。部分孩子缺乏维生素 B$_2$ 也可引起睑缘炎。患病的孩子常自觉痒、有烧灼感，睫毛易脱落，有的睫毛不能再生甚至浸渍糜烂等。

 ## 6. 睑缘炎如何治疗？

　　睑缘炎是一种慢性疾病，需要长期治疗。保持良好的眼睑卫生是所有类型睑缘炎的治疗基础。此外，患者还应该消除或减少可能的触发因素和加重因素，例如化妆品、隐形眼镜等。

　　（1）热敷：能促进炎症消退，加强局部血液循环，减轻红肿、烧灼感。用温水将毛巾浸湿并放在眼部进行热敷，热敷时间为 5～10 分钟，热敷频率为 2～4 次 / 天，缓解期可降低频率。

（2）眼睑按摩：可帮助排空睑板腺并改善其分泌功能。眼睑按摩应在热敷后立即进行，应该使用热敷用的毛巾或干净的指尖以轻柔的打圈方式按摩睑缘。

（3）眼睑清洁：清洗睑缘能减少细菌滋生。清洁睑缘可用浸有温水的清洁毛巾、纱布或棉签沿睫毛和睑缘轻柔去除睑缘处堆积物。

（4）眼部用药：通常需要使用眼药水来缓解眼部炎症和润滑眼睛，应按医嘱进行点药。

（5）抗生素治疗及其他处理方法：症状严重的患者，我们建议局部用或口服抗生素治疗。对于使用标准治疗方法无效的患者，可能还需要局部用激素进行治疗。

7. 睑腺炎（针眼）是怎么回事?

睑腺炎又称麦粒肿，俗称"针眼"，是一种常见的眼睑腺体急性化脓性炎症。睑腺炎分为两类，睫毛毛囊根部腺体炎症又称外麦粒肿，眼睑内面睑板腺炎症称为内麦粒肿（见图4-13）。

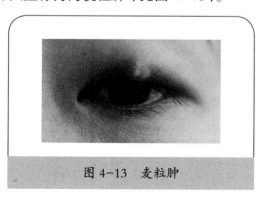

图 4-13　麦粒肿

感染是引起睑腺炎最常见的因素。在双手不洁的情况下触碰眼睛、眼睑部位卫生状况欠佳、一些基础疾病或眼睑周围疾病均可导致睑腺炎。睑腺炎除表现为红、肿、热、痛等典型症状外，还表现为柔软的疖、脓疱，可见淡黄色渗出物。发病期间眼睛可能会流泪，若睑腺炎波及范围过大压迫角膜可影响视力。

大多数睑腺炎预后良好，可以完全康复。脓肿未破溃的孩子可局部热敷和使用抗生素局部治疗。对于反复发作、感染扩散、发生眼眶蜂窝织炎或伴有全身反应的孩子可口服或静脉应用抗生素，严重的脓肿应切开排脓，脓液标本应进行病理检查以排除其他疾病。

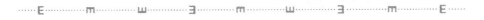

8. 得了麦粒肿能热敷吗?

麦粒肿早期，脓肿未成熟且症状较轻的时候，可以用热敷缓解。局部热敷采用温热毛巾拧干后直接敷于患处，每天3～4次，每次10～20分钟，有利于炎症的减轻和消散。待到脓肿成熟即硬结变软、化脓，出现脓头时严禁热敷，以免炎症扩散。

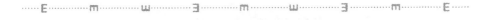

9. 麦粒肿为什么不能挤脓?

很多家长认为麦粒肿把脓排干净就好了，因此会选择给孩子挤脓，结果不但没好，反而越来越糟糕，这是为什么呢?

因为面部血管十分丰富，眼部的血管又与颅内血管相通，麦粒肿化脓后用手挤压，会使感染向里扩散，导致眼睑蜂窝织炎；甚至有可能使含有大量细菌的脓性分泌物通过血液扩散到颅内，引起脓毒性血栓或败血症等，危及生命。正确的做法是保持眼睑清洁卫生、手卫生，避免揉眼，尽量避免化眼妆、配戴隐形眼镜等。饮食清淡，忌食辛辣、油腻食物。使用抗生素眼药水点眼，配合眼膏涂红肿部位，等待脓肿成熟、自行破溃和消散，如果红肿没有及时消散应立即就诊。

10. 麦粒肿和霰粒肿有什么区别?

麦粒肿和霰粒肿区别如下（见表 4-1，图 4-14、4-15）：

表 4-1　麦粒肿和霰粒肿的区别

眼部炎症	正名	病因	病程	症状	治疗
麦粒肿	睑腺炎	细菌感染	急性化脓性炎症	红、肿、热、痛、睫毛根部、眼睑边缘有脓疱	可以自愈，脓肿未破溃可热敷，可使用抗生素控制感染
霰粒肿	睑板腺囊肿	腺体阻塞	慢性非化脓性炎症	睑板上有大小不等的囊肿，眼部红肿，一般无疼痛	可以自愈，可采取热敷，不能自愈的，需要手术治疗

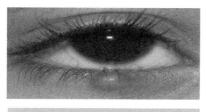

图 4-14　麦粒肿

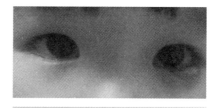

图 4-15　霰粒肿

11. 怎么预防霰粒肿复发?

霰粒肿也称睑板腺囊肿,是睑板腺特发性慢性非化脓性炎症,多由于睑板腺内分泌物淤积刺激周围组织而引起。霰粒肿通过保守治疗和手术治疗常可治愈,但饮食不合理、反复感染、不良卫生习惯、屈光不正等均可导致霰粒肿反复发作。

家长应提醒孩子注意手卫生及眼部卫生,不要用力揉眼,要勤洗手。日常饮食保持营养均衡,多喝水,多吃蔬菜水果,少吃油腻、油炸食物。为了避免因眼部疲劳导致屈光不正诱发霰粒肿的发生,建议 6 岁以内的孩子每次使用电子产品为 20 分钟左右。另外,复发可能与体质有关,部分患儿有肝火旺盛、脾胃不和、便秘等症状,可联合中药进行调理。如果孩子眼部出现异常,应及时到医院进行治疗。

12. "左眼跳财,右眼跳灾"的说法科学吗? 眼皮跳是怎么回事?

我们平时所讲的"左眼跳财,右眼跳灾"之说其实并没有科学依据。眼皮跳动是因为眼睛暂时供血不足,导致眼部肌肉反复收缩而出现眼皮跳动的现象,医学上称为眼睑痉挛。它与"财"和"灾"其实并无关系。

眼皮跳分为生理性和病理性两种,生理性眼皮跳较为多见。一般生理性的眼皮跳是一过性的、间歇性的，发作时间往往只有几秒钟，多和睡眠不足、用眼过度等引起的眼部肌肉不自主收缩有关。这种跳动不影响健康，无须治疗。当跳动频繁时，可闭上眼睛休息，通过做眼部操来缓解眼周肌肉的紧张。病理性眼皮跳持续时间长、眨眼幅度大，严重者可引起面肌痉挛，多因眼睛屈光不正、眼内异物、倒睫、角膜炎等眼部疾病引起眼部肌肉异常运动所致。这种跳动难以自愈，需及时到医院就诊。

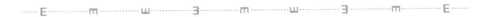

13. 睫毛是不是越长越好？睫毛能剪吗？

拥有一双长而密的睫毛是我们大多数人所向往的，然而眼睫毛并非越长越好。研究表明：眼睫毛"最佳长度"为眼睛宽度的1/3。该长度的睫毛能有效阻挡、减少眼部的空气，超过这一长度，不仅不会阻滞空气，反而会增加眼部水分蒸发和灰尘聚集，从而眼睛保持湿润、清爽的功效会降低。所以，睫毛不是越长越好。

一般来说睫毛是可以修剪的，但是小孩不建议剪。首先，睫毛可以保护眼睛，防止细菌、灰尘进入。其次，睫毛有再生的功能，剪后再生的睫毛会变得粗硬，容易扎伤眼部，损伤角膜。最后，小孩的配合度较低，修剪时容易损伤眼睛。因此给小孩剪睫毛还需谨慎。

14. 倒睫一定要做手术吗?

　　倒睫是指睫毛向后倒向眼球生长，通常因睫毛摩擦角膜和结膜导致眼睛出现畏光、流泪、异物感等症状。临床上儿童最常见的是睑内翻倒睫。

　　睑内翻倒睫可见于先天性的睑内翻，或因眼睑赘皮以及感染、炎症、外伤等多种原因引起睑内翻。睑内翻倒睫不一定需要通过手术来治疗，主要是根据孩子的年龄、眼睑内翻的程度、倒睫毛的数量、倒睫的成因、是否损伤到角膜来决定处理方式。对于年龄小或倒睫数量少的孩子，可通过按摩或物理拔除倒睫毛就能使睫毛恢复正常（见图 4-16 ）。

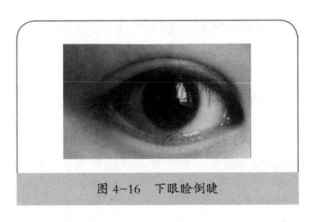

图 4-16　下眼睑倒睫

　　因睑缘炎、慢性结膜炎、睑腺炎等引发炎症造成的倒睫应积极治疗原发病，避免倒睫的范围扩大、数量增加，待炎症稳定后再针对性治疗。眼睑烧伤及眼睑外伤愈合早期可以局部使用激素，减轻瘢痕的形成，从而改善对毛囊的破坏以及睑结膜瘢痕形成造成的睑内翻及倒睫。急性眼睑痉挛导致的睑内翻倒睫可对症并针对原发病进行治疗，眼睑痉挛改善后倒睫可好转。婴幼儿因鼻根部扁平，发育欠饱满，部分孩子联合眼睑赘皮，因下睑内翻而引起的倒睫随着年龄的增长、鼻梁的发育可自行消失，可先保守治疗配合局部用药。

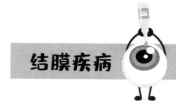

结膜疾病

1. 眼睛红都是红眼病吗？

眼睛红的原因有很多，有些是眼部自身疾病，如结膜炎、角膜炎、急性青光眼等。有一部分全身性疾病，如感染性心内膜炎也会引起眼睛红。除此之外，还有不良用眼卫生、环境污染刺激以及有些药物的副作用等也会导致眼睛红。引起眼睛红最常见的疾病是结膜炎。

红眼病是生活中的俗称，临床上称为急性或亚急性细菌性结膜炎，又称"急性卡他性结膜炎"。它是结膜炎的一种，由细菌感染所致，具有很强的传染性，多发于春秋季节，主要通过接触传播。患病的孩子常出现眼睛发红、分泌物多、异物感、灼热感、发痒、畏光、流泪、头疼、发热等症状。

红眼病的治疗以抗感染为主。除了局部点眼药水和眼膏来起到杀菌消炎的作用，还可用生理盐水冲洗眼睛，帮助分泌物排出。目前红眼病最重要的是预防。首先，要注意个人卫生，做到一人一巾一盆，勤洗手，勿用脏手揉眼。其次，在公共浴池、泳池要注意做好眼睛防护，如佩戴泳镜等。最后，饮食要健康，多补充维生素，避免用眼疲劳等。

2. 为什么得了红眼病不能包扎、热敷？

得了红眼病后切忌包扎和热敷。因为红眼病分泌物很多，而这些分泌物含有大量细菌，眼睛被包扎后不仅为细菌和病毒的繁殖提供了条件，而且影响分泌物排出；同时不能滴眼药水和观察眼部情况，对红眼病的治疗非常不利。眼部包扎会加重结膜和角膜的感染，严重者影响视力，甚至导致全身感染。热敷会导致血管扩张，血液循环发生变化，反而会加剧炎症的扩散。在高温状态下，病原体繁殖得更快，加速了细菌和病毒的扩散，甚至出现更加严重的感染性疾病。因此得了红眼病既不能包扎也不能热敷，要积极配合医生治疗。

3. 鼻炎会导致结膜炎吗？

结膜炎是由微生物感染、外界刺激以及过敏反应引起的结膜炎症，常表现为眼睛红、干涩、眼痒、疼痛、异物感、怕光、分泌物多、流泪等症状。结膜炎的病因有很多，如感染、过敏、物理和化学刺激、其他疾病的影响等。除此之外，不良用眼卫生、环境污染刺激、长期佩戴隐形眼镜以及自身免疫力低下或基础性疾病等都会诱发结膜炎（见图 4-17）。

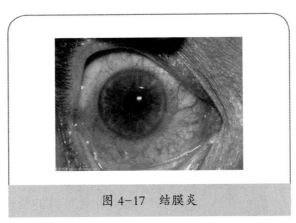

图 4-17　结膜炎

普通的慢性鼻炎一般不会导致结膜炎，但过敏性鼻炎容易诱发过敏性结膜炎。过敏性鼻炎是身体抵抗力下降时，外界的过敏原刺激鼻腔黏膜引起的过敏反应，会出现鼻痒、流鼻涕、打喷嚏等症状，严重时可并发过敏性结膜炎。过敏性结膜炎眼睛可能会出现异物感、眼痒、流泪、畏光等症状，检查还可发现结膜充血、水肿等情况，一般不会引起视力障碍，但需积极治疗原发病，等过敏性鼻炎症状控制后，结膜炎的症状也会逐渐缓解。

4. 为什么结膜炎会导致眼皮肿?

眼皮肿在医学上被称为"眼睑浮肿",是指过多的体液在眼睑组织间隙聚集,导致眼周围组织的肿胀。引起眼睑浮肿的因素很多,比如眼周外伤、感染、过敏、心脏或肾脏疾病等,同时在生理情况下,如哭泣、怀孕等也会导致眼睑浮肿(见图4-18)。

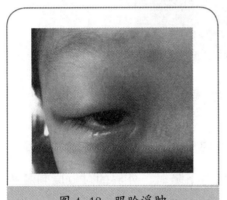

图4-18　眼睑浮肿

结膜由睑结膜、球结膜、穹隆结膜三部分组成。当受到微生物感染、物理性刺激、化学性损伤、局部及全身性的变态反应等都可引起结膜炎。结膜受到炎症刺激血管会扩张,导致血管内的液体渗出。睑结膜因与睑板紧密相连,水肿时只限于结膜增厚。睑结膜、穹窿结膜组织疏松,与其下组织无粘连,蓄积的液体使其隆起,因此导致眼皮肿大。

5. 孩子为什么会有黑眼圈?

当今社会快速发展,竞争加剧,一部分孩子出现了黑眼圈,排除遗传因素外,可能与以下几种情况有关:

（1）睡眠不足：孩子压力大，课业负担重，长期熬夜出现眼疲劳，致使眼部代谢异常，色素沉积。应适当地进行户外运动，合理规划学习，保证充足、高质量的睡眠。

（2）用眼过度：多媒体时代，网课快速普及。长期使用电子产品对眼部进行辐射，导致眼部血管循环缓慢或不畅而导致黑眼圈的发生。应养成做眼保健操的习惯，可加速眼周的血液循环。

（3）外伤：如果眼睛周围发生外伤造成眼部周围皮下大面积淤血，也会形成黑眼圈。因外伤引起的黑眼圈通常可自行吸收，不需要特殊处理。

当然，如若长期消化不良、吸收机能减退、身体机能下降也会出现黑眼圈，因此应注意饮食均衡，增强体质，养成良好的作息习惯。有些疾病也会引起黑眼圈，最常见的是过敏性鼻炎、贫血、湿疹、哮喘等。家长应留意疾病相关症状，及时带孩子就医（见图 4-19）。

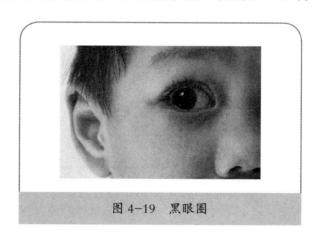

图 4-19　黑眼圈

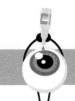

角膜疾病

1. 角膜炎就是结膜炎吗？两者有何不同？

经常有人把结膜炎误认为角膜炎，其实结膜炎和角膜炎有很大的区别，具体如下（见表4-2，图4-20）：

表4-2　结膜炎和角膜炎的区别

类别	结膜炎	角膜炎
部位	球结膜和睑结膜	角膜（黑眼珠）
症状	异物感、烧灼感、眼痒、畏光、流泪	眼痛、畏光、流泪、眼睑痉挛、视力下降
体征	结膜充血、水肿、渗出物、乳头状增生、滤泡、假膜	角膜混浊、角膜溃疡、角膜穿孔、角膜白斑、脓性分泌物
危害	结膜瘢痕导致眼睑眼球粘连、眼睑变形、干眼	严重者可影响视力，甚至导致失明

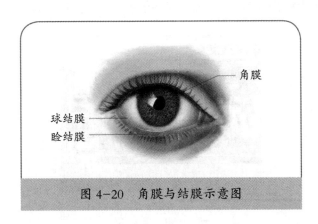

角膜

球结膜

睑结膜

图4-20　角膜与结膜示意图

2. 角膜炎会传染吗?

角膜炎是由各种原因导致的角膜炎症反应,是我国致盲性疾病之一。角膜炎分为感染性角膜炎和非感染性角膜炎。大部分角膜炎没有传染性,少数感染性角膜炎有一定传染性。

(1)非感染性角膜炎:非感染性角膜炎,如暴露性角膜炎、丝状角膜炎、神经麻痹性角膜炎等不具有传染性。

(2)感染性角膜炎:感染性角膜炎中少数病原体可以传播、引发疾病,比如细菌性角膜炎、真菌性角膜炎、病毒性角膜炎等,主要通过直接或间接接触传播,具有一定的传染性。所以,对于感染性角膜炎在积极治疗的同时做好隔离防护。

3. 什么是角膜溃疡? 角膜溃疡有什么危害性? 治疗措施有哪些?

角膜溃疡是指因致病因子损害角膜,导致角膜组织发生炎症、坏死,最终形成的眼部疾病。一般分为感染性和非感染性角膜溃疡。导致角膜溃疡的因素最常见的就是感染,此外免疫因素、眼部神经营养缺乏、角膜暴露也会导致角膜溃疡。角膜溃疡常表现为眼红、畏光、流泪、疼痛、眼睑痉挛、视力下降等症状,呈进行性加重,可逐渐出现眼睛红肿、分泌物增加、患者睁眼困难等，严重的影响视功能，是常见致盲性眼病之一（见图4-21）。

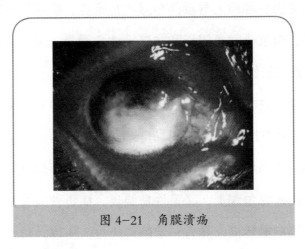

图 4-21　角膜溃疡

角膜溃疡对眼睛危害较大，如不及时治疗，随着溃疡范围的扩大，角膜会逐渐变薄，容易引起角膜穿孔。一旦出现角膜穿孔会导致眼球内容物脱出从而继发眼内感染，甚至导致眼球萎缩而失明。深层角膜溃疡即使未引起角膜穿孔，炎症控制、角膜修复后也会形成不同程度的角膜混浊，对视力产生严重影响。

角膜溃疡的病因复杂，种类繁多，治疗主要是对因治疗。对于溃疡较浅、面积较小的轻症患者，可采取药物治疗。若药物治疗效果欠佳，需进行手术治疗。

4. 角膜皮样瘤是肿瘤吗?

角膜皮样瘤是一种类似肿瘤的先天异常,在组织学上并非真正的肿瘤,多见于儿童和新生儿。角膜皮样瘤在出生时就存在,常长在角膜缘上,也有可能发生在角膜的任何部分。一般为圆形、扁平、黄色或粉红色,是像小山丘状的肿物。外观如表皮样,可能有毛发伸出。角膜皮样瘤随着年龄增长和眼球发育逐渐增大,可能是单个,也可能是多个,偶尔会有比较大的瘤体露出睑裂之外,特别是在外伤、刺激和青春期时生长速度会加快。角膜皮样瘤随年龄增长可侵犯瞳孔区角膜而影响视力,造成角膜散光。散光逐渐增大,就会造成视力下降,形成弱视。所以要尽早进行手术切除,并做角膜移植。如果肿瘤较小,不影响视功能和外貌,可暂时观察(见图 4-22)。

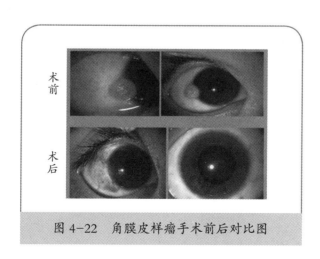

图 4-22　角膜皮样瘤手术前后对比图

5. 角膜移植是怎么回事？

角膜移植就是用正常的角膜替换有病变的角膜，以达到提高视力或治疗疾病的一种治疗方法。角膜就像照相机的镜头，当镜头磨损时，就会影响到相机影像的质量。如果磨损的镜头能替换成一个透明的好镜头，就又可以照出清晰的照片。当病人存在严重角膜溃疡、角膜白斑或者圆锥角膜、角膜营养不良、碱烧伤等情况，导致角膜产生病变影响视力时，需要做角膜移植手术。角膜移植手术分以下三种：

（1）全层（穿透性）角膜移植术：一种用全层透明角膜代替全层混浊角膜的方法。

（2）板层角膜移植术：一种用部分厚度的角膜进行移植的方法。

（3）人工角膜移植术：一种将用透明的医用高分子材料制成的特殊光学装置通过手术植入角膜组织中，以取代部分角膜瘢痕组织，而重新恢复视力的手术方式。

屈光不正

1. 引起近视、远视、散光的原因有哪些?

当眼睛保持静止时，外界的平行光线经过眼睛的屈光系统，但不能在视网膜黄斑中心凹聚焦，因此无法产生清晰的成像，此种情况称为屈光不正。屈光不正包括近视、远视、散光（见图4-23）。

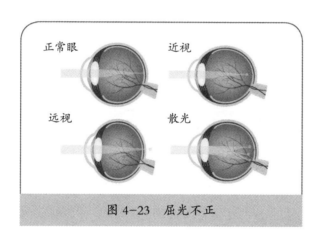

图4-23 屈光不正

引起近视的原因包括：

（1）遗传因素：病理性近视遗传因素起主要作用。

（2）环境因素：看书、写字时光线过暗或过强、阅读字迹过小或模糊不清、缺乏户外活动、很少眺望远处等。随着近年来电子产品的普及，长期近距离看电子屏幕也可能会促使近视发生发展。

（3）不良用眼习惯：是青少年近视形成的主要因素。由于眼睛总是处于近距离用眼状态，所以容易疲劳，睫状肌过于紧张，眼睛的屈光度就会提高，从而导致近视。

引起远视的原因包括：

（1）生理因素：新生儿眼轴长度平均为 16mm，属于生理性远视。由于眼轴会随发育逐渐增长，因此生理性远视到成年后应该会成为正视或接近正视。

（2）病理因素：因遗传或外部环境因素导致眼球生长发育缓慢，眼轴明显偏短，或者出现眼肿瘤、眼眶炎性或肿块、球后新生物和视网膜脱离等，使眼球后壁或视网膜向前移位而表现为远视状态。

引起散光的原因包括：

（1）生理性的散光：是指自出生或者很小的年龄时，验光就显示存在散光。这种情况是由于角膜先天发育不规则导致的，而且这种散光一般度数比较稳定，很少发生变化。

（2）获得性的散光：主要继发于各种角膜疾病，比如圆锥角膜、角膜炎症、角膜溃疡、角膜瘢痕等。

另外，揉眼睛容易造成儿童眼睛散光。揉眼睛时通常会闭上双眼，这时眼球会向上移，揉时的压力便会聚在眼球下方，造成角膜下方的弧度发生变化。角膜弧度不均，便会出现散光。

2. 如何判断孩子是否近视了?

孩子出现近视眼,通常表现为看远视物不清楚。但是大部分的儿童无法正确表达眼睛的不适状态,无法通过眼睛调节来缓解视物模糊的现象,近视眼一般会出现以下症状:

(1)眯眼:一般人在近视后,看不清东西,就会经常性地眯眼,因为眯眼能够遮挡部分瞳孔,减少光线的散射,暂时提高视力。

(2)频繁眨眼:频繁地眨眼在一定程度上可以增强视力。

(3)揉眼睛:部分孩子因为近视而看不清东西时,经常用手揉眼睛,为的是更好地看清物体(见图4-24)。

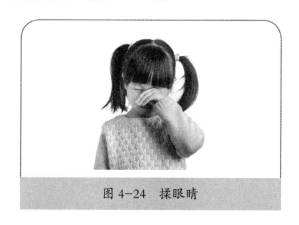

图4-24　揉眼睛

(4)用手拉眼角:少数孩子患了近视以后,常会用手向外侧拉扯自己的眼角,因为这样做可以出现同眯眼一样的效果。

如果发现儿童表现异常,如看电视时喜欢坐在电视机前、歪头看物体、斜视、经常看错人或看不清东西等,最好及时带孩子到医院眼科进行常规检查。通过测裸眼视力、电脑验光或药物散瞳验光等检查来判断孩子是否是真性近视,是否需要做进一步的处理。

3. 近视眼到底该不该戴眼镜?

近视是指人眼在放松的状态下,平行光线经眼球屈光系统后聚焦在视网膜前面,导致外界物体在视网膜上不能形成清晰的物像,是屈光不正的一种。近视按屈光度分为:≤ 300 度为轻度近视;300 ~ 600 度为中度近视;> 600 度为高度近视。

近视眼不一定需要戴眼镜,需要根据近视的程度来判断需不需要戴眼镜:

(1)如果近视度数较低,视力正常,无异常视觉症状,可暂时观察,3 ~ 6 个月随访。

(2)对于视力下降较明显,有异常视觉症状的儿童青少年,任何度数的屈光不正均要矫正。

(3)对于间歇性外斜视或者较大外隐斜的近视也应予全天光学矫正(见图 4-25)。

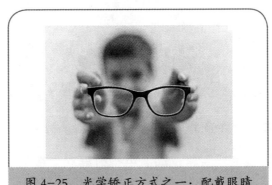

图 4-25 光学矫正方式之一:配戴眼睛

合理的配镜能提高视力和视觉质量,促进双眼协调。因此,近视眼是否需配戴眼镜,要结合实际用眼需求和眼视光检查结果来决定。

眼视光检查不仅包括屈光检查，还包括眼位、眼睛调节 / 集合功能、双眼视功能检查等。

 4. 孩子近视了是不是每天都要戴眼镜？

孩子近视了，需要天天戴眼镜吗？看书、写作业的时候也需要戴眼镜吗？

近视表现为近视力清楚，远视力模糊。及时配戴合适度数的眼镜能够帮助近视的孩子看清远处的东西，减轻眼疲劳，从而延缓近视度数增长。

近视度数低时，如果孩子屈光发育正常，可以保持良好的视力，无散光，无外隐斜或外斜视等，可以不要戴眼镜。反之，如果孩子有这些症状，即使近视度数较低也需要每天戴眼镜。中高度近视是建议一直戴着眼镜的。中度、高度近视往往会影响孩子看东西的清晰度，应该长期戴着眼镜矫正，保证学习和生活的质量。

因此，近视是否需要每天戴眼镜，需要结合孩子实际用眼需求、视力、近视度数、是否有散光以及是否有眼位问题等情况决定。

5. 儿童配戴眼镜后为什么每半年至一年需重新验光?

很多家长不理解,为什么孩子配戴眼镜后每半年至一年要重新验光。

(1)眼镜本身是易耗品,镜片长时间使用后会氧化发黄,有不同程度的磨损和划伤,影响清晰度和透光率。镜框戴久了,会出现松动、变形等,其他配件也会老化。定期更换眼镜可以提高佩戴的舒适度。

(2)生长发育的因素。儿童和青少年处于生长发育阶段,眼轴也会随年龄而变化,就需要定期验光检查(见图4-26)。

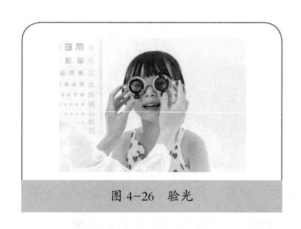

图 4-26　验光

需要强调指出:儿童在更换眼镜之前需要做散瞳验光。由于儿童眼肌调节功能过强,散瞳验光后可了解真实的屈光状态及屈光度。所配镜片的屈光度与验光单上的屈光度应当保持一致,如果偏差超过了相应的标准,就会影响儿童视力的发育。

6. 为什么眼镜戴了会头晕?

配戴眼镜是为了让视力更清晰、眼睛更舒适,但有些孩子在配戴眼镜后头晕,有可能是下面几个原因引起的(见图4-27):

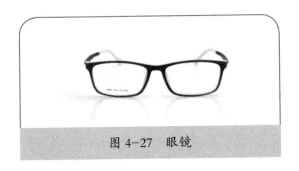

图4-27 眼镜

(1)从未戴过眼镜的孩子突然戴上眼镜以后会出现头晕或者眼部不舒服的感觉,是因为眼睛适应新配的眼镜需要一个过程。

(2)新旧眼镜在度数上有差异,如果近视度数涨幅较大,配戴新眼镜的时候则会出现轻微头晕、眼胀、眼酸现象。

(3)新旧眼镜镜架的更换,镜片品牌及功能的改变等,需要眼睛有一定的适应期。

(4)眼镜验配不准确。如果配戴度数不合适的眼镜,则会影响视物体验,产生头晕、头痛、视物倾斜变形等症状。

7. 近视能否治愈?

在目前的医疗技术条件下,近视是不能治愈的。近视,一般都是因为眼轴增长与生理性眼球增长不匹配导致的,也就是孩子的眼轴过长了(见图 4-28)。眼轴过长导致我们看到的事物在视网膜上不能清晰地成像,进而形成不同度数的近视。随着眼球发育,眼轴逐渐变长,近视也会一年一年地加深。就如同孩子个子长高了就不会变矮一样,眼轴长长也是无法缩回去的。因此,近视是由于眼睛的生理发生变化而导致的,是不可逆的。

近视除了影响视力之外,还有可能并发一系列眼部疾病。高度近视或者病理性近视容易引起青光眼、眼底出血、视网膜脱离等严重的眼病,目前已经成为致盲的首要因素。无论是激光手术还是晶体手术,都不能改变眼底的情况,从而无法从根本上治愈近视。近视不能治愈,却可以通过一定的手段加以控制,避免孩子发展成高度近视,防止一系列眼部并发症的出现。孩子可以通过科学用眼、增加户外活动时间、减少长时间近距离用眼等方式预防、控制和减缓近视。一旦发现儿童青少年视力异常,家长应及时陪同至正规医疗机构开展检查,遵从医嘱进行科学矫正。

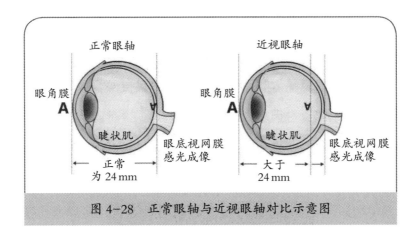

图 4-28　正常眼轴与近视眼轴对比示意图

 8. 父母近视，会遗传给孩子吗?

据国家卫生健康委员会发布的《儿童青少年防控近视系列手册》中显示：父母单方近视，孩子发生近视的概率是视力正常父母的孩子的 2.1 倍；双方都近视，孩子发生近视的概率是视力正常父母的孩子的 4.9 倍。轻度近视的遗传性较低。高度近视，特别是病理性近视的遗传概率却很高。如果父母双方均为高度近视，且存在近视基因，下一代发生近视的概率会显著高于父母视力正常的儿童。

总之，父母如果近视，其孩子近视的概率会显著增加，但也并不意味着孩子一定会近视。因此，家长在日常生活中应该注意对孩子近视的预防，及早筛查，监测儿童视力，让孩子养成科学的用眼习惯，并从饮食、环境上强化对近视的预防。

9. 儿童近视能做手术吗?

儿童近视不能做手术,只能矫正和控制。近视屈光手术,一般适合近视度数稳定的成年人。儿童青少年眼球发育尚未成熟,且近视度数可能还会不断加深,所以不建议手术治疗。

近视除了影响视力之外,还有可能并发一系列眼部疾病。高度近视或者病理性近视,常伴有夜间视力差、飞蚊症、漂浮物、闪光感等症状,眼部组织还会发生一系列病理变化,出现不同程度的视网膜病变、黄斑出血、视网膜脱离等眼底改变。

近视屈光手术只是把角膜"磨"平坦一点,降低其屈光度,从而达到矫正近视的目的(见图4-29)。即使做了近视矫正手术,既往近视所造成的眼底病变也是无法改变的,甚至有学者还认为可能会增加并发症的风险。

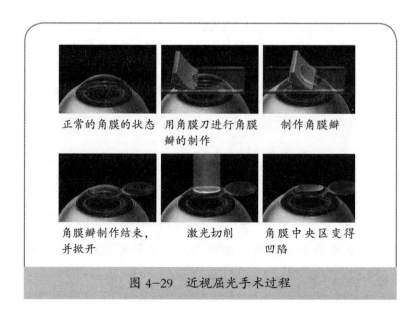

正常的角膜的状态	用角膜刀进行角膜瓣的制作	制作角膜瓣
角膜瓣制作结束,并掀开	激光切削	角膜中央区变得凹陷

图4-29 近视屈光手术过程

当前，儿童近视呈现逐渐高发的态势，表现为发病早、进展快的特点。必须控制儿童近视的增长，把握好视觉发育的关键时期，通过科学的屈光检查，及早、准确矫正屈光不正，定期随访等措施来减少屈光不正及近视增长过快所导致的眼部并发症，降低致盲的风险，也可降低成年后的手术风险。

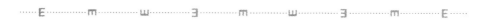

 ## 10. 近视的孩子戴框架眼镜后眼睛会变形吗?

戴眼镜是不会导致眼睛变形的。在日常生活中很多家长都认为孩子戴眼镜后眼睛会变形，而拒绝给孩子配戴眼镜。其实，孩子近视后不戴眼镜会导致视物模糊，长时间处于视疲劳状态，视力反而会持续下降。近视后的孩子眼轴变长，尤其是近视度数高、眼眶浅的孩子，从侧面看会有"眼球变形"的表现，而在临床上所见青少年真实的眼球突出变形的少。因此，眼睛变形主要是近视本身造成的，这与戴不戴近视眼镜无关。近视后不光要戴眼镜，更要在医生指导下适时配戴合适的眼镜。另外孩子配戴眼镜后，一定要坚持复查，防止镜片度数和实际视力不符合造成视力下降。

11. 为什么说高度近视眼很危险?

眼球是一个近似球体，它的前后直径我们称为"眼轴"。如果眼轴过长，就意味着眼球的体积变大了，而当眼球变大时，眼球壁就会变薄，眼球壁就像气球壁一样，气球体积小时气球壁厚，气球体积变大以后气球壁就变薄。

如果眼轴的延长得不到有效的控制，随着眼睛的生长，眼球壁就会像"吹气球"一样被撑得越来越薄，同时组成眼球壁的视网膜、脉络膜和巩膜都会变薄。脉络膜不能跟随眼球壁的扩张进一步延展，导致后极部脉络膜萎缩、缺失。高度近视的孩子，眼轴的长度本身就比正常孩子长 2～3 mm 以上，随着年龄增长，容易诱发各种眼底并发症，甚至有致盲风险，可表现为黄斑萎缩、黄斑裂孔、视网膜裂孔、视网膜脱离等眼底病变，造成严重的、不可逆的视力损害，并且白内障、青光眼的发病率也较正视眼高很多倍。

气球想要恢复到原来的大小可能只要放掉点气，而我们的眼球是密闭的实心的，增大变长就缩不回去了。这就是为什么说高度近视眼很危险，因为容易发生影响视力的眼部病变，严重的会致盲（见图4-30）。

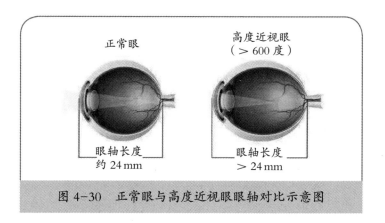

图 4-30　正常眼与高度近视眼眼轴对比示意图

 12. 近视眼戴上眼镜后会对眼镜产生依赖吗？

　　我们刚出生时眼球比较小，眼轴短，此时的眼睛处于远视状态，这是生理性远视，也叫"远视储备"。随着生长发育，不仅身体会长高，眼轴也会变长，远视度数逐渐趋于正常，这个过程称之为人眼的正视化。但现在很多孩子由于种种原因，眼轴会继续变长，成像就落在了视网膜前面，就形成了近视，这是一个不可逆的过程。因此一些家长排斥戴眼镜，认为戴上眼镜后会产生依赖，戴上就取不下来了，其实这是一种误解。

　　近视的孩子如果长期不戴眼镜，视网膜一直都成模糊像，视物时会习惯性地眯眼、揉眼，时间长了会导致视疲劳，反而可能造成近视度数增长。也有研究表明，相比戴眼镜的近视人群，不戴眼镜患者近视发展速度更快。

近视眼镜之所以摘不下来道理很简单，戴上眼镜后外界物体能聚焦在视网膜上，能看清楚了，视觉质量提高了，用眼疲劳改善了，在一定程度上也延缓了近视的进展。你明明可以看得很清晰，摘掉眼镜世界变得模模糊糊的，你还会想去看吗？所以家长要正确对待戴眼镜的问题，遵从医生建议进行科学的近视干预和矫正（见图 4-31）。

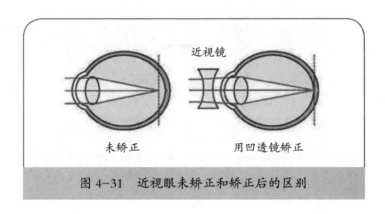

近视镜

未矫正　　　　　　　用凹透镜矫正

图 4-31　近视眼未矫正和矫正后的区别

 ### 13. 近视戴上眼镜，会不会度数越戴越深？

近视戴上眼镜后不会使度数越戴越深。近视眼度数加深的本质是眼球前后径（眼轴）的增长。眼镜不会改变眼球眼轴，因此不会加深近视度数。但是，儿童青少年近视，无论是否戴眼镜，度数一般都会随年龄增长而逐渐加深，直至 18 周岁。这是由儿童青少年近视的特点决定的，与是否戴眼镜无关。戴眼镜后度数加深，往往是由于以下 3 种原因：

（1）生长发育。我们的眼睛会随我们身体的成长经历远视→正视→近视的发育过程。因此，如果孩子在小时候就近视了，而眼轴还在发育，也会导致近视度数加深。

（2）不良的用眼习惯。很多人配戴近视眼镜后，仍然保持着长时间近距离用眼、沉迷电子产品、趴着躺着看书等不良的用眼习惯，导致眼疲劳，使近视度数加深。

（3）配戴不合适度数的近视眼镜。因为对专业的验光配镜流程以及认识不足，草率验配以至配错镜、戴不合适的眼镜，结果往往导致近视加深，危害视功能。

14. 戴眼镜的孩子是不是都是近视眼?

戴眼镜的孩子并不都是近视眼。屈光不正分为近视、远视和散光三种，近视只是屈光不正的一种。近视是在调节放松状态时，平行光线经过眼的屈光系统后聚焦在视网膜前面的屈光状态。远视是在调节放松状态时，平行光线经过眼的屈光系统后聚焦在视网膜后面的屈光状态。散光是平行光线经过眼的屈光系统不能形成一个焦点的屈光状态。当光线不能在视网膜黄斑中心凹聚焦产生清晰成像时，都必须通过配戴合适的眼镜进行矫正，以消除视疲劳，改善视觉质量（见图4-32）。

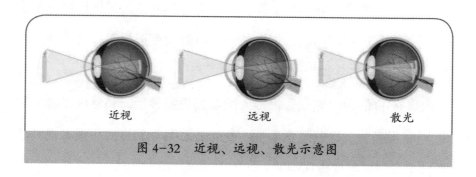

近视　　　　　　远视　　　　　　散光

图 4-32　近视、远视、散光示意图

15. 什么是散光？散光如何治疗？

人的眼球是偏椭圆形的，平行光线经过眼球折射后，无法在视网膜上聚焦于同一个点，就形成了散光。散光会导致视力下降、视物模糊、视疲劳、有重影、近距离用眼不能持久等。

低度散光，双眼裸眼视力在同龄人正常视力范围之内，没有异常的视觉症状，可以不戴眼镜。若双眼裸眼视力低于该年龄段的正常视力范围，则需要配戴框架眼镜。中、高度的散光，需要配镜矫正，患者应该尽早配眼镜，坚持戴眼镜。还有一些度数较高的散光，配戴框架眼镜矫正视力效果不好时可戴 RGP（硬性透氧性角膜接触镜）矫正散光（见图 4-33）。

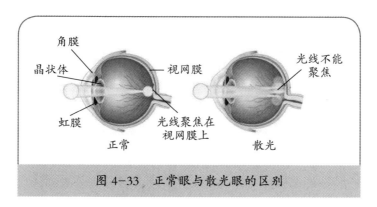

图 4-33　正常眼与散光眼的区别

 16. OK 镜能治疗近视吗?

OK 镜又称角膜塑形镜,采用硬性、高透氧性分子材料制成,具有良好的透氧性、光学性和稳定性(见图 4-34)。

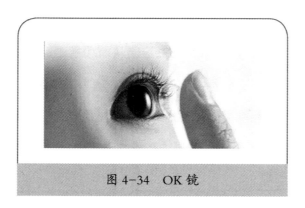

图 4-34　OK 镜

近视主要是由眼轴长度(眼球的长度)和角膜曲率(角膜的弯曲度)的改变而引起。角膜塑形镜主要是改变角膜曲率。配戴角膜塑形镜可以重塑角膜形态,使角膜中央区弧度在一定范围内出现平坦和规则样改变，从而暂时性降低近视屈光度数，提高裸眼视力，是一种可逆性非手术物理矫正的治疗方法。根据它的设计原理，夜间佩戴，在白天摘镜后能暂时性降低近视屈光度，提高日间的裸眼视力，同时将角膜表面进行重塑，形成了离焦环，能起到近视防控的作用。

 17. "近视治疗仪" 能不能治疗近视？

近视是指眼睛在调节放松状态下，平行光线进入眼内，聚焦在视网膜前面，导致视网膜上不能形成清晰物像。

目前市面上有些仪器——所谓的"近视治疗仪"打着治疗近视的旗号，进行夸大、虚假宣传，让家长中招。

所谓的"近视治疗仪"是通过变焦来训练眼球的睫状肌不断地收缩、放松，增加眼睛营养和血液供应，从而缓解眼睛疲劳，缓解近视。还有一种是通过雾化治疗帮助眼睛放松。从临床效果看戴近视治疗仪的孩子，短期内可能视力轻微有所提升，但之后就又会回到原来的水平。因为"近视治疗仪"无法改变眼轴变长的事实，也无法改变近视屈光度，因此无法治愈近视。

目前，中华医学会眼科学分会没有发布任何关于近视治疗仪作为临床应用的指导意见。家长们不要误信、迷信各种所谓的近视治疗仪、保健仪和营利性私营医疗机构的虚假宣传，孩子如果是真性近视，就没有办法使近视度数减轻或消失。家长可以在专业眼科医生的建议指导下，尽早地对近视进行防治，通过一定的手段预防、延缓近视。

18. 阿托品滴眼液治疗近视有用吗?

阿托品滴眼液可以麻痹睫状肌，最早是作为散瞳药物在临床上应用的。1% 硫酸阿托品眼用凝胶主要用于散瞳验光，减少度数偏差，也有治疗眼部炎症的疗效。目前有多项临床研究证实了 0.01% 到 1% 浓度的阿托品滴眼液对延缓近视发展是有效的，可以在医生指导下用于近视控制。

研究表明：有些儿童使用阿托品滴眼液后，会感觉近视好转，是因为阿托品滴眼液可以放松眼内肌肉，使眼球处于休息状态，去除了调节性近视。因此，可让儿童感觉视力有轻度提高。目前阿托品滴眼液在近视防控中的作用机制尚不明确。过去认为在假性近视阶段，阿托品滴眼液通过麻痹睫状肌而控制近视进展，而目前的研究否定了这种说法。专家们现在认为，阿托品滴眼液在近视防控中的作用可能与视网膜等组织的 M 受体被抑制，增加眼部血流，改善供氧等机制有关。

目前常见的阿托品滴眼液的浓度从最开始的 1% 阿托品滴眼液，到 0.05%、0.025%、0.01%，在临床中都有运用。实践表明：浓度越低的阿托品滴眼液，副作用越小。目前，临床上最为常见的给药方

案是每晚睡前使用 1 次 0.05% 或 0.01% 阿托品滴眼液，能在降低 1%
阿托品滴眼液副作用的同时延缓近视的发展。低浓度阿托品滴眼液的
不良反应包括：畏光，视物模糊等。儿童要去专业的医院进行检查和
评估后才能确定是否需要使用。如果孩子使用阿托品滴眼液后出现了
这些不良反应，可以适当在晚上早一点使用低浓度阿托品滴眼液，延
长它的作用时间，可以缓解一些此类症状，如症状没有改善，应及时
去医院寻求专业医生的帮助。

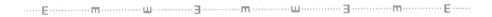

儿童斜视与弱视

 1. 孩子老"瞟眼睛"是怎么回事?

在日常生活中,如果孩子老"瞟眼睛"视物需尽早到专科医院就诊,
这种情况可能是孩子出现了斜视。

斜视就是一只眼睛注视目标的时候，另一只眼睛偏离了目标，可
以向内偏斜，向外偏斜，也可以向上、向下垂直偏斜。眼球向外偏斜
称外斜视，俗称"斜白眼"或"瞟眼"。家长眼中的瞟眼睛以间歇性外
斜视为主，也可以是上斜视。

间歇性外斜视有一个常见的特点，即在户外强光下特别畏光，喜闭一眼。清晨、在医院就医检查、精神紧张时可能眼位正常。傍晚、劳累后、思想不集中时容易出现瞟眼睛。

如果是往垂直方向瞟眼睛，比如说往上瞟，则有可能是垂直斜视，其中最常见的类型是上斜肌麻痹，引起受累眼的上斜视，小朋友容易出现视力疲劳，可伴有异常头位等症状（见图4-35）。

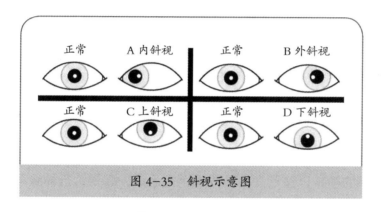
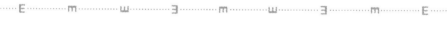

图4-35　斜视示意图

2. 近视眼过度用眼为什么会导致"斗鸡眼"？孩子"斗鸡眼"需要治疗吗？

近视眼过度用眼会导致"斗鸡眼"。"斗鸡眼"是生活中的俗称，医学上称为内斜视。正常人视近物会出现"近反射"，即双眼内转、集合反射、瞳孔缩小。如果近视眼过度近距离用眼（如长时间使用手机、平板、学习机），久而久之，就会导致"斗鸡眼"。有的学龄期孩子因长期上网课出现视物重影，这种情况属于急性共同性内斜视，不仅影响到孩子的面容外观，还对双眼视功能造成破坏。在日常生活学习中，电子产品广泛应用，甚至有部分孩子沉溺于电子游戏，使得用眼负荷过重，出现视物模糊、重影、视疲劳而来医院就诊的案例比比皆是（见图4-36）。

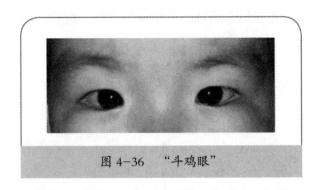

图 4-36　"斗鸡眼"

当发现孩子有"斗鸡眼"时，应及时带孩子到医院请专科医生进行诊治。首先，需到眼科进行专科检查，如斜视度、屈光度、眼球运动等方面的检查，按照医生的要求进行治疗，必要时行神经系统疾病的检查，以排除神经系统疾病。另外，需要提醒孩子们，每连续近距离用眼20分钟，应休息远眺6 m左右以外的任意物体20秒钟。每天要有一定的户外活动时间，劳逸结合，定期复查视力，提高孩子的视觉质量。

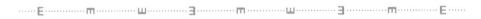

 3. 斜着眼睛看电视就是斜视吗?

斜着眼睛看电视与斜视是两个不同的概念，斜视可以表现出斜着眼睛看电视，但斜着眼睛看电视不一定都是斜视。斜眼视物还跟我们的屈光状态等有关系，如常见的散光、屈光参差、眼球震颤、先天性无虹膜等孩子，他们为了获得清晰的视力或较高的视觉质量，就会采用代偿头位，这时候给大家的感觉就是偏头斜眼视物。也有部分孩子斜眼视物可能是和个人的用眼习惯有关系。所以如果想要确定病因，最好是到正规医院的眼科做一下检查。不论是斜视还是屈光异常，都应尽早矫正。

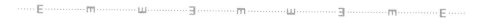

 4. 孩子歪头就是斜视吗?

斜视可以引起孩子歪头，但歪头的原因不仅仅只有斜视。引起歪头的原因有很多，如斜视、散光、眼球震颤、斜颈等。当孩子出现垂直斜视的时候，他看眼前的物体，就会出现一高一低 2 个影子（医学上称为复视），但是当他歪头，就能够克服复视带来的不适。当孩子双眼有散光，两个眼睛看物体时不能够聚在一条线上，歪着头去看眼前物体是为了能聚焦，清晰看到眼前物体。

孩子歪头首先需要到眼科进行视力、散瞳验光、三棱镜、同视机、立体视等检查，可以明确孩子有无斜视及是否存在眼部器质性病变。必要时到骨科进行斜颈相关检查，因为部分歪头是由颈部肌肉异常引起的。还有部分孩子需要进行听力筛查。如果眼科、骨科及耳鼻喉科相关检查均未发现异常，可能是一些孩子由于姿势或者距离的原因，习惯性歪头视物，日常生活中应纠正不良习惯，定期到医院复查（见图 4-37）。

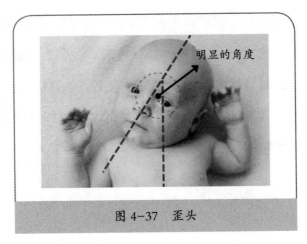

明显的角度

图 4-37　歪头

 5. 宝宝多大能检查是否有斜视？

斜视是常见的儿童眼科疾病，我们可以根据斜视发生时间分为先天性斜视和后天性斜视。

先天性斜视一般在宝宝出生 6 个月以内就会表现出来，这时候孩子只要能注视，眼科医生就可以通过手电筒进行简单的定性检查。同时，我们需要进行病因的排查，如常见的屈光异常、先天性结构发育畸形，甚至严重的眼病，如视网膜母细胞瘤等，需尽早进行干预。

如果是后天性斜视，在孩子 6 个月以后就可以使用仪器（如双目伟伦 Spot 视力筛查仪等）筛查是否有斜视。3 岁以后，孩子的配合程度提高，可以通过遮盖法，角膜映光法，三棱镜加遮盖、去遮盖和同视机法等进行进一步检查。一旦发现孩子眼位异常，应及早前往医院，明确病因，根据病情的发展及个体差异进行个性化的治疗。

6. 斜视有哪些危害?

斜视不仅影响外观,而且影响视功能,甚至影响身心健康。其中对视功能的影响最为严重。首先,影响双眼视功能:斜视对视力发育影响较大,斜视眼的视力往往较差,常引起弱视;斜视影响双眼视觉,孩子一般没有正常的立体感。对于一个斜视的孩子来讲,没有双眼视功能、没有立体视觉,今后择业以及日常生活将会受到影响。其次,显性斜视影响面容外观,也容易遭受他人的嘲笑或歧视,从而影响孩子的心理正常发育,孩子容易形成自卑、孤僻、胆小的性格。最后,有些斜视若不及时治疗还会影响儿童的身体发育,如造成脸面不对称、歪脖子等。

7. 儿童斜视为什么要早治疗?

视觉发育的敏感期为出生后到8周岁,其中出生到3周岁这段时间为关键期;视力和视功能发育成熟一般在6周岁以前。在这段时间内出现的斜视,就会不同程度地影响视力和视功能发育,等过了视觉发育的敏感期再来治疗斜视,视力和视功能就可能无法恢复。在早期,经过合理的治疗,不仅可以矫正斜视,还可以不同程度地恢复丧失的视觉功能,从而达到功能性治愈的效果。相反,如果错过了最佳的治疗时机,即便之后再通过手术等方法矫正,也仅仅只是美容矫正。因此,儿童斜视宜尽早治疗。

8. 斜视都需要手术治疗吗?

不是所有的斜视都需要进行手术治疗。斜视类型繁多,包括隐斜视、内斜视、外斜视、A–V 型斜视、麻痹性斜视、特殊类型斜视、眼球震颤等。最常见的是内斜视、外斜视,我们主要谈谈这两种类型。

对于内斜视首先需要进行散瞳验光,如果存在中高度远视,且戴眼镜后完全不斜,就不需要手术,戴眼镜矫正就可以;如果戴眼镜后斜度未明显减少,那么眼镜解决不了的这部分斜视就需要进行手术治疗。还有一部分内斜视的孩子存在单眼弱视的情况,这部分孩子需要先行弱视治疗,待双眼视力相对平衡后再考虑手术。

对于间歇性外斜视的患儿,如果斜视度数比较小,且未影响双眼视觉功能,可继续观察,也可以通过融合训练等方法进行治疗,定期复查斜视度;对于斜视度数大或双眼视觉功能缺损的患儿建议尽快进行手术治疗。

恒定性外斜视、先天性内斜和先天性麻痹性斜视,对小孩的视觉功能会造成严重影响,所以必须在视力发育期之前完成手术。后天麻痹性斜视,保守治疗可能治愈,所以可能不需要手术,若保守治疗半年以上无效则考虑手术(见图 4–38)。

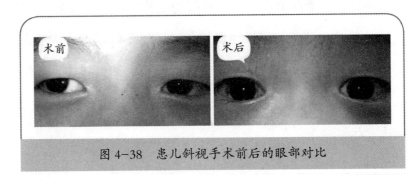

图 4–38 患儿斜视手术前后的眼部对比

因此，斜视是否需要手术应由医生根据患儿发病年龄、双眼视功能状况、斜视程度、就诊年龄等情况来决定。

 9. 斜视和弱视有怎样的关系？

弱视是由各种原因导致的最佳矫正视力没有达到正常水平的一种眼病。弱视发生在儿童的视觉发育期，会损害视力，影响孩子的身心发育。弱视儿童常常无立体视觉，如果不及时治疗，长大后不能胜任驾驶、测绘等精细性工作，将会严重影响孩子的生活质量、自信心及工作前途等。

斜视和弱视有很密切的关系，长期斜视可能会引发弱视，即斜视性弱视。弱视也可能导致斜视。有些孩子因为弱视，双眼视力不平衡，视功能发育受到抑制，导致长期使用单眼，而造成斜视。

因此，斜视与弱视关系密切，斜视可导致弱视，弱视也可导致斜视。但不一定有斜视就一定有弱视，有弱视也不一定会有斜视。

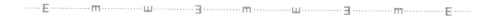

 10. 视觉训练可以提升视力吗？

视觉训练是一种针对视觉障碍、与视觉相关的神经功能异常的非手术性、个性化、系统性的物理治疗方法。视觉训练主要应用于弱视，斜视术后功能重建，青少年近视防控，改善视疲劳、阅读障碍，调节异常等（见图 4-39）。

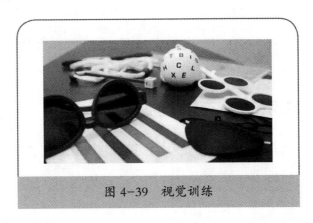

图 4-39　视觉训练

视觉训练可以分为两大类：(1) 传统的视觉功能训练，包括光刷、红闪、后像，还有集合、发散、调节等与双眼视功能有关的训练。(2) 视觉知觉训练，这类训练侧重于对大脑高级中枢的整合和代偿，有着对大脑皮层"神秘力量"的唤醒和代偿效果。

视觉训练可以明显地改善青少年的假性近视，控制近视度数的加深，对提高视力、增进视觉技巧、开发视觉潜能、改进视觉功能等有较好的效果。视觉训练方案因人而异，其目的是促进眼球运动，使视觉既能在需要时下意识产生又能和其他视功能巧妙配合，从而满足训练要求，提升视力并促进正常视觉功能的恢复。

11. 弱视治疗期间应注意哪些问题?

（1）眼镜配好后，一定要督促孩子坚持正确佩戴。为保证取得更好的治疗效果，应每天给孩子清洗眼镜，同时避免将镜片磨花，确保镜片透明性。

（2）按医生要求做好遮盖治疗，对于遮盖治疗依从性不好的孩子，家长要耐心沟通，说服孩子自觉坚持治疗，并与老师联系，督促孩子在校期间坚持戴眼罩遮盖治疗。

（3）注意将家庭训练和诊室训练有机结合起来。诊室训练一般在治疗初始阶段和复查时，医生一方面要教会家长和孩子训练方法及注意事项，另一方面要检查孩子的训练效果，告知家长下一次训练需要注意的地方。

（4）督促孩子按时保质保量地完成训练。弱视训练是一个长期的过程，治疗效果与儿童对训练手段的兴趣高低和依从程度密切相关。因此选择儿童比较感兴趣的训练方式至关重要。应根据孩子年龄、弱视程度及家庭情况采取不同的训练项目。

（5）家长一定要重视复诊的重要性，按医嘱定期带孩子到医院复查。复查可以判定近一段时间的治疗效果和是否需要更换、调整治疗方案。

12. 儿童弱视需要终身戴眼镜吗?

坚持戴眼镜是治疗弱视的基础步骤。首先,我们需了解哪些弱视是需要戴眼镜治疗的。

弱视主要分为屈光不正性弱视、屈光参差性弱视、斜视性弱视和形觉剥夺性弱视四种。屈光不正性弱视、屈光参差性弱视、斜视性弱视伴有屈光不正需要配戴眼镜。形觉剥夺性弱视主要是由于一些眼部疾病及外伤引起的,需要针对不同的病因予以治疗。已经手术摘除混浊晶状体的患者,可能会有一定程度的屈光不正,也需要配戴眼镜,再配合弱视训练(见图 4-40)。

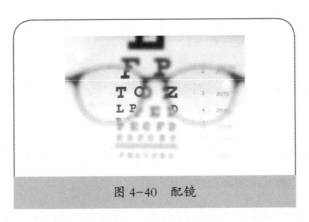

图 4-40　配镜

其次,弱视是否需要终身戴眼镜,要根据孩子情况具体分析。弱视经过一段时间的正规治疗,如矫正视力提高至正常后,仍存在屈光不正就需要继续配戴眼镜矫正。散光性弱视、近视性弱视,即使弱视痊愈,如若散光和近视不能治愈,仍需戴眼镜矫正视力。部分单纯性远视性弱视儿童长大后是有可能摘掉眼镜的,这是因为随着儿童年龄的增长,眼球的发育，远视度数会逐渐降低，镜片的度数也会减少，视力逐渐恢复正常，眼镜就摘掉了。

 ### 13. 弱视治愈后会复发吗？

弱视治愈后可能会复发。弱视治愈后应巩固治疗 3～6 个月，并继续随访 2～3 年。如果弱视治愈后不进行后续的巩固治疗，就有可能会导致视力下滑或者弱视复发，所以治愈后仍需追踪观察 2～3 年。如果复发，就需要严格按照要求坚持治疗。弱视治好后，需要继续规范配镜，如果到 12 岁眼睛矫正视力可以达到 1.0 以上，方可稳定，但仍需坚持定期复查，观察屈光变化，以便及时调整至最佳的屈光状态。

 ### 14. 弱视治疗中如何正确遮盖眼睛？

我们在生活中常看见有些戴眼镜的孩子眼镜上有块布遮挡眼镜，这种情况常见于斜视性弱视及屈光参差性弱视的治疗。这是一种遮盖治疗，通过遮盖以消除优势眼对弱视眼的抑制功能，增加对弱视眼的视觉刺激，提高视功能。但家长会担心被遮盖时间过长的眼睛会不会视力变差。因此正确遮盖眼睛非常重要，要根据弱视发生的原因及程度确定遮盖强度。为避免遮盖眼形成剥夺性视力下降或出现斜视，可以根据弱视程度、患者的年龄和依从性调整遮盖强度。通常年龄越小，遮盖的时间越短。最常采用的方法是按照年龄 −1 确定遮盖时间。比如一个 5 岁孩子，需要遮盖优势眼连续 4 天后休息一天。对于年龄小或依从性较差的孩子采用短时间遮盖的方式：2 小时、4 小时或 6 小时 / 天，来达到提高弱视眼视力的目的。

弱视治愈后应巩固治疗 3 ～ 6 个月，然后逐渐降低遮盖强度直至去除遮盖，并继续随访 2 ～ 3 年。遮盖过程中应定期复查双眼视力，警惕遮盖眼由于遮盖出现视力下降。若遮盖眼视力下降，首先要进行检影验光，一旦确定发生遮盖性弱视，应及时停止遮盖，一般 1 ～ 2 周视力即可恢复（见图 4-41）。

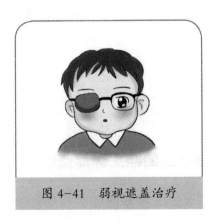

图 4-41 弱视遮盖治疗

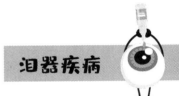

 1. 宝宝总是泪眼汪汪是怎么回事?

在生活中我们总是看到有些宝宝眼泪汪汪,这是什么原因呢?

首先,我们来了解眼泪的产生过程。眼泪由主、副泪腺产生并向内侧流入泪小点,然后经泪小管流至泪囊,随后经由鼻泪管进入鼻腔。任何导致泪液分泌增多或者引流不畅的原因都可以导致宝宝眼睛看起来眼泪汪汪。

常见的疾病有由于刺激导致泪腺分泌增多的疾病,如儿童眼病中常见的先天性睑内翻倒睫、结膜炎、角膜炎,其次是先天性青光眼、葡萄膜炎等,以及引起泪液排出不畅的原因,如先天性鼻泪管阻塞等(见图 4-42)。

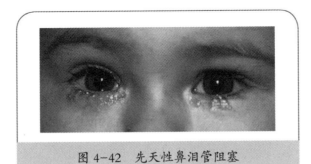

图 4-42　先天性鼻泪管阻塞

导致宝宝泪眼汪汪的疾病中最为常见是先天性鼻泪管阻塞,在新生儿中发病率约为 6%。鼻泪管远端成管不完全,导致鼻泪管末端的瓣膜上有一层无孔膜，从而导致泪液引流不畅，是引起宝宝持续流泪和眼部分泌物增多的最常见原因。宝宝出生后不久出现持续或间断的双眼泪液增多，伴或不伴黄色或白色分泌物。

如果宝宝出现以上情况，父母要带宝宝及时就医。

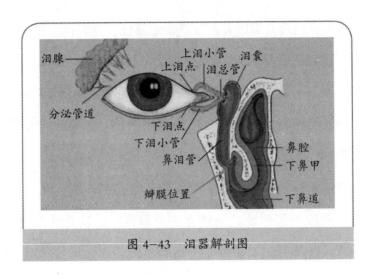

图4-43 泪器解剖图

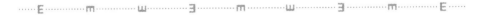

 2. 婴幼儿泪道阻塞如何按摩？

宝宝如果确诊为先天性鼻泪管阻塞，通过保守方法处理，部分宝宝可以自愈。保守方法是指正确地使用滴眼药和局部泪囊按摩（见图4-44）。

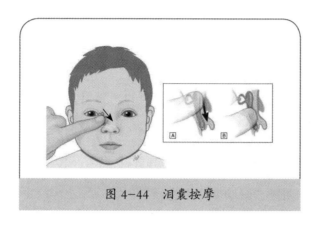

图 4-44　泪囊按摩

局部按摩泪囊法是解决鼻泪管阻塞的简单有效疗法，可指导家长正确操作，居家使用，具体方法为：

（1）洗净双手，剪好指甲，用拇指或食指指腹压迫泪囊（宝宝的鼻根及眼睛的内眦中央部位），用一定的力度往下按压，通过按压，能把鼻泪管下端阻塞的膜给冲开，解除鼻泪管阻塞，然后点眼药水预防感染。

（2）手指往下按压，要有一定的力度，这样才能把宝宝的鼻泪管下端的膜挤开，泪道自然就通畅了。连续按压 10 ～ 15 次，每天 2 ～ 3 次重复该操作，直到症状消退。按摩时用力要适度，宝宝皮肤娇嫩，注意保护皮肤的完整性，避免挫伤眼睛。

 3. 泪道探通术需要麻醉吗?

宝宝泪道阻塞如果保守治疗无效，眼科医生会选择泪道冲洗和泪道探通术。泪道探通术是指使用中空探针通过患侧眼下泪点经过鼻泪管到达阻塞处，借助外力疏通阻塞部位。泪道探通术不需要选择全身麻醉，常选择盐酸奥布卡因滴眼液。这是一种表面麻醉剂，于术前滴 1～2 次，每次 1 滴，可以减轻进针时的刺疼感，对身体没有其他不良影响。泪道探通术只是眼科门诊的小手术，创伤小、恢复快，虽然会进行表面麻醉，但是孩子小可能还是不会配合，需要请家长帮忙固定孩子的头部和四肢，辅助操作者进行操作。

4. 婴幼儿泪道阻塞几个月做探通手术最佳?

婴幼儿泪道阻塞做泪道探通手术最佳时间一般选择在宝宝出生后 3～6 个月。2 个月左右可以进行泪道冲洗，泪道冲洗无效可以考虑泪道探通，不是一开始就进行探通，需要循序渐进治疗，尽量减少宝宝痛苦。宝宝做泪道探通手术的时间并不长，一般 3～5 分钟就可以做完。这个年龄段宝宝手术的成功率是很高的。阻塞的部位膜薄易通，宝宝小力气小好操作。先天性鼻泪管阻塞时间越长，感染加重，炎症粘连越严重，增加探通的难度和风险。如果家长难以接受可以先保守治疗，按摩泪囊，结合泪道冲洗，仍未畅通最晚于 1 岁之前完成泪道探通术。同时，做好眼部的清洁护理，防止感染。有些孩子错过了最佳治疗时间，就诊时间晚，也可以先给孩子做泪道冲洗再考虑泪道探通，如果效果不佳再行泪道探通术（见图 4-45）。

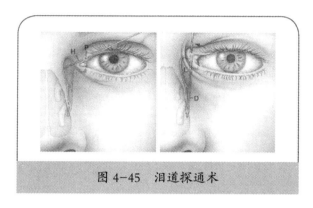

图 4-45　泪道探通术

5. 泪道探通术会不会影响宝宝视力?

　　泪道探通术不会影响宝宝视力。泪道探通是眼眶周边的微创手术，不涉及眼球里面，所以不影响宝宝视力。探针通过泪小点，泪小管，再经过泪囊到鼻泪管，疏通梗阻的部位，解除宝宝流泪症状。宝宝做泪道探通术的时候，可使用表皮麻药来减轻手术疼痛。在进行这样的手术时，一定要带宝宝到正规和专业的医院，因为手术操作不当，可导致眼睑蜂窝织炎。手术治疗后要特别注重对宝宝的眼部护理及正确用药，并要定期到医院进行复查和泪道冲洗。

　　总之泪道探通手术是一种创伤小、风险小、成功率高的手术，能有效解除婴幼儿眼部因泪道不通而造成的潜在感染问题。早手术、早治疗可以尽早解除家长的心理负担。

6. 泪道阻塞探通后还会复发吗?

泪道阻塞探通后仅有少部分宝宝会复发,再次阻塞变成泪眼宝宝。常见复发原因有:

(1)接受手术时的年龄越大,复发率越高。

(2)与手术者的操作有关,有些手术很难做到位,达不到应有的深度,做完手术后冲洗泪道看似通畅,实则无效。

(3)鼻泪管骨性阻塞的宝宝。

(4)术后宝宝感冒发烧,眼部有结膜炎、角膜炎,或宝宝本身有睑内翻倒睫、炎症均可导致泪道再次阻塞。

如果泪道阻塞探通后复发可再次手术。泪道探通术是解决先天性鼻泪管阻塞最简单、最有效、最直接的治疗手段(见图4-46)。

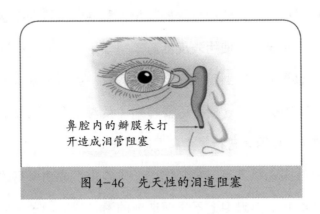

鼻腔内的瓣膜未打开造成泪管阻塞

图 4-46　先天性的泪道阻塞

1. 什么是先天性青光眼?

先天性青光眼是一组以眼压异常、视神经萎缩及凹陷、视野缺损及视力下降为共同特征的眼科常见疾病,是主要的不可逆致盲眼病之一。

先天性青光眼可分为婴幼儿型青光眼、青少年型青光眼、青光眼合并先天异常。

(1)婴幼儿型青光眼:可表现为畏光、流泪、眼睑痉挛、角膜混浊或扩张、后弹力层破裂、视神经乳头凹陷扩大等。

(2)青少年型青光眼:发病隐蔽,进行缓慢,但病情重,眼压多变,易迅速增加,可见进行性视神经萎缩、视神经乳头凹陷扩大及合并视野缺损。

(3)青光眼合并先天异常:常见于马方综合征(蜘蛛指综合征)、球形晶体短指综合征、同型胱氨酸尿症、脑面血管瘤病(斯特奇-韦伯综合征)等(见图4-47、4-48)。

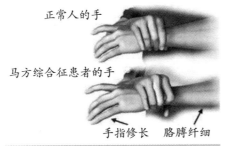

正常人的手

马方综合征患者的手

手指修长　　胳膊纤细

图 4-47　马方综合征

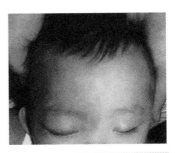

图 4-48　脑面血管瘤病

2. 眼压高就是青光眼吗?

这种说法是不正确的,眼压高不一定就是青光眼。

首先了解一下什么是眼压? 眼压是指眼球内容物作用于眼球内壁的压力。正常的眼压为 10 ～ 21mmHg。正常眼压具有双眼对称,昼夜压力相对稳定等特点。

青光眼是以高眼压作为主要特征的一种眼病,但高眼压并不是青光眼的唯一特征。眼压升高是引起视神经及视野损害的重要因素,但视神经对眼压的耐受程度有很大的个体差异。青光眼具备高眼压和视神经功能损害两大特点。在临床上,部分病人的眼压已超过正常上限,但长期随访并不出现视神经损害和视野缺损,称为高眼压症。也有部分病人眼压在正常范围内,却发生了青光眼典型的视神经萎缩和视野缺损,称为正常眼压青光眼。所以,高眼压不一定就是青光眼(见图4-49)。

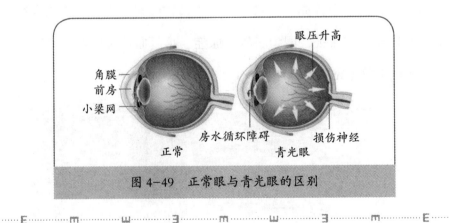

图 4-49 正常眼与青光眼的区别

3. 怎样在早期发现婴幼儿型青光眼?

　　先天性青光眼主要表现为眼压升高、视神经萎缩及凹陷、视野缺损及视力下降。婴幼儿型青光眼是先天性青光眼常见类型。在日常生活中,可以根据以下这些常见表现在早期发现孩子是否有婴幼儿型青光眼(见图 4-50)。

　　(1)眼球增大,俗称"牛眼"。由于婴幼儿时期眼球的结缔组织弹性比较大,患儿发病早期会有眼球增大的表现,单眼发病时眼球增大更为明显。

　　(2)畏光、流泪和眼睑痉挛。这是先天性青光眼的主要症状,婴幼儿如果出现不能解释的角膜刺激症状,应及时就医。

　　(3)角膜增大、水肿混浊。这也是先天性青光眼常见症状。

　　(4)眼压增高。目前尚无儿童眼压正常值,一般参照成人正常值范围 10 ～ 21mmHg。如果高于正常值,就需注意。

　　如发现孩子出现以上常见症状,应警惕婴幼儿型青光眼的发生,及时就医。

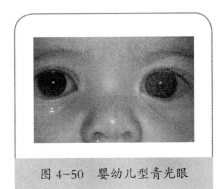

图 4-50　婴幼儿型青光眼

4. 青光眼是否会遗传?

青光眼可以遗传，具有家族遗传性特征，呈家族聚集性，也就是说一个家族中会有几个青光眼的患者。

最常见的是原发性青光眼和发育性青光眼，遗传可能性较大。还有一些青光眼不是遗传带来的，跟遗传的因素关系不大，这种常见于继发性青光眼或者眼外伤、全身性疾病导致的其他类型的青光眼。

青光眼具有家族遗传的特点，如果父母或兄弟姐妹有青光眼，就要非常警惕，尽早去医院进行检查，做到早发现、早治疗。

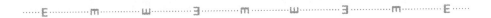

5. 儿童青光眼有哪些危害?

儿童青光眼的危害：可能会引起流泪、畏光、视力异常、眼睑痉挛、视野缩小等症状，还可能导致眼压的增高、眼球增大、角膜混浊等病变。如果眼压持续增高，甚至有可能会影响眼底，损伤视神经纤维层，造成不可逆的视力下降。

青光眼如果没有得到及时的医治，其导致的视力下降、视神经萎缩、失明是不能够恢复的。因此对于青光眼，我们要早发现，早治疗。

6. 使用激素可以引起青光眼吗?

一些家长谈及激素时"谈虎色变",担心副作用多,但是激素对于有些疾病是必要的,只是大量或不合理的使用激素会引起激素性青光眼和激素性白内障。眼部或全身长期使用糖皮质激素后,容易引起房水外流受阻,导致眼压增高,甚至视神经和视网膜神经纤维层损害、视野缺损,这种眼病称为糖皮质激素性青光眼。

眼压升高的程度与所用糖皮质激素的种类、剂量、浓度、频率及持续时间有关。所以使用激素的同时应密切监测眼压,一旦出现眼压的升高,要尽快停药,否则会对眼睛造成不可逆的损害。如病情需要使用激素,尽可能使用对眼压影响小的药物,并加用降眼压的药物,定期去医院检查眼部情况。

葡萄膜和视网膜疾病

1. 早产儿视网膜病变如何早发现?

我们说的早产儿一般是指胎龄在 28 周但不足 37 周的新生儿。这种宝宝在母体内器官发育不成熟,很容易导致眼睛的视网膜病变,出现视网膜血管异常增生，严重者造成视网膜脱离导致失明，所以早期筛查非常重要。

现在最普遍、最有效的方法就是早期对早产儿采用广域视网膜成像系统进行眼底筛查。通常对出生胎龄 ≤ 34 周或出生体重 < 2000 g 的早产儿，应在生后 4 ～ 6 周或矫正胎龄 31 ～ 32 周做首次筛查。对于需要进行随访检查的早产儿应根据早产儿视网膜病变的严重程度进行定期复查。早产儿视网膜病变（ROP）病变筛查间隔时间：

（1）Ⅰ区无 ROP，1 期或 2 期 ROP 每周检查 1 次。

（2）Ⅰ区退行 ROP，可以 1 ～ 2 周检查 1 次。

（3）Ⅱ区 2 期或 3 期病变，可以每周检查 1 次。

（4）Ⅱ区 1 期病变，可以 1 ～ 2 周检查 1 次。

（5）Ⅱ区 1 期或无 ROP，或Ⅲ区 1 期、2 期可以 2 ～ 3 周随诊。

家长要时刻关注早产儿的身体状况，一旦发现眼睛有异常现象，要及时到医院进行专科眼底筛查，必要时定期复查，早发现，早治疗，避免视网膜病变进一步恶化（见图 4-51）。

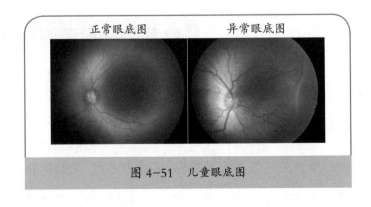

正常眼底图　　　异常眼底图

图 4-51　儿童眼底图

2. 足月儿也会发生早产儿视网膜病变吗?

足月儿一般不会发生早产儿视网膜病变。因为足月新生儿在母体内视网膜血管基本成熟,所以一般足月儿在体重正常的情况下,发生视网膜病变的可能性较小。但有家族病史的足月儿也可能会发生类似于早产儿视网膜病变的眼底病变,最常见的是家族性渗出性玻璃体视网膜病变。

家族性渗出性玻璃体视网膜病变常发生于足月顺产新生儿,无吸氧史,多有家族史。在早期可能仅限于周边视网膜血管发育异常,继而出现视网膜新生血管、玻璃体纤维增殖牵拉视网膜,引起视网膜渗出性或孔源性脱离等,导致严重的视力下降。

家族性渗出性玻璃体视网膜病变发病过程几乎与早产儿视网膜病变很难区别,且此病为常染色体显性遗传,常无症状,但眼底病变可侵犯家族中的大部分成员,患者有家族史无早产史可供鉴别诊断。因此,足月儿也要做眼底筛查,尤其是有家族遗传病史的足月儿。

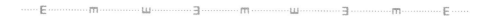

 3. 早产儿视网膜病变预后如何?

早产儿视网膜病变分为五期,病变程度不一样预后会大不相同。

表 4-3　早产儿视网膜病变

病变期	眼底表现	预后
一期	在眼底视网膜颞侧周围血管区与无血管区之间出现分界线	不需要特殊治疗，按时随访复查眼底，可随视网膜的发育自行好转
二期	眼底分界线隆起呈嵴样病变	
三期	在眼底分界线隆起呈嵴样病变上出现视网膜血管扩张增殖，伴随纤维组织增殖	需要进行注药术或光凝术治疗或行玻璃体切割术，预后不理想，容易影响视力，严重会导致永久失明。所以早期发现和干预非常重要
四期	视网膜发生部分脱离	
五期	视网膜发生全脱离	

　　所以，新生儿的眼底筛查是非常重要的。一旦发现宝宝有任何眼部不适，一定要及时到医院进行专科检查，对严重的视网膜病变，应在出现视网膜脱落前给予手术治疗，做到早发现、早诊断、早干预，为孩子赢得最佳治疗时间。

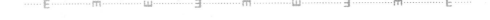

 4. 什么是家族性渗出性玻璃体视网膜病变?

　　家族性渗出性玻璃体视网膜病变（FEVR）是一种罕见的常染色体显性遗传性视网膜血管发育异常性的眼部疾病，简称"家渗"。病变早期用我们的肉眼是无法发现的，发病通常毫无预兆。多为双眼发病，双眼的病情轻重不一，常伴有玻璃体混浊等。家族性渗出性玻璃体视网膜病变以颞侧视网膜没有血管化为特征。在早期可能仅限于周边视网膜血管发育异常，继而出现视网膜新生血管、玻璃体纤维增殖牵拉视网膜，引起视网膜渗出性或孔源性脱离等，导致严重的视力下降甚至失明。

本病多发生在足月顺产的婴幼儿中，这些患儿无吸氧史，且多数有常染色体显性遗传的家族史。家族性渗出性玻璃体视网膜病变暂无有效治疗方法，预后与病变进展程度有关，病变早期激光光凝术能阻止病变的进一步发展。所以有家族遗传史的孩子要尽早去医院做眼底筛查。另外，还要定期随访复查，做到早发现、早诊断、早治疗才能大大降低患病孩子的致盲率（见图4-52）。

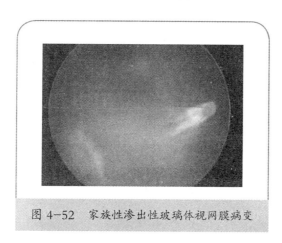

图4-52　家族性渗出性玻璃体视网膜病变

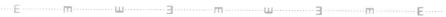

 ## 5. 孩子会发生视网膜脱落吗？

平时在眼科门诊接待病人或做眼科专科检查时，家长会很惊讶地问：视网膜脱落不是大人才有吗？难道孩子也会发生视网膜脱落？

答案是肯定的，孩子当然可能发生视网膜脱落。各个年龄阶段都有可能会发生视网膜脱离，儿童也不例外，儿童常见的疾病如早产儿视网膜病变、遗传性疾病、家族性渗出性玻璃体视网膜病变、外层渗出性视网膜病变、视网膜母细胞瘤等，这些疾病在最后阶段往往都会引起视网膜脱离。

视网膜脱离为眼球内的疾病，外观上没有什么变化，最初有飞蚊症（眼前飘动许多小黑影）、眼前闪光感，继而视物变形、视力下降、视野缺损，严重的完全丧失视力。因为人们常用两眼看东西，当单眼发生视网膜脱离时，多不被注意，偶尔遮盖眼时才突然感到视力差或眼前某一方向看不见了。

当孩子诉说眼前有黑影在动或者闪光等一些症状的时候，家长要高度重视，叮嘱孩子千万不要去揉眼睛，也不宜进行剧烈运动。也不可随便给孩子使用眼药水，应该尽快带孩子去专业的眼科医院或眼科专科进行散瞳检查，全面检查眼底，早诊断，早治疗。

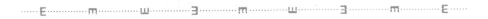

6. 葡萄膜炎是怎么回事?

许多家长也许会对葡萄膜炎一词很陌生，常把葡萄膜炎与结膜炎、角膜炎相混淆，甚至还有人以为是吃葡萄导致的眼病。实际上葡萄膜炎是一组累及葡萄膜、视网膜、视网膜血管及玻璃体的炎性疾病。它是眼科常见疾病，如不及早发现和治疗，可引起一些严重并发症，是主要的致盲原因之一。

葡萄膜炎按发生炎症的部位不同，可分为前葡萄膜炎、中间葡萄膜炎、后葡萄膜炎以及全葡萄膜炎。当孩子出现眼红、眼痛、怕光、流眼泪、视力减退、黑影飘动、视物模糊、视物变形等情况时，就要当心葡萄膜炎，家长一定要引起重视，尽早带孩子去医院眼科就诊。就诊可发现结膜充血、玻璃体混浊、眼底视网膜水肿或脱离等症状。但也有部分儿童葡萄膜炎发病时不会出现眼红、眼痛等症状，难以被家长发现，往往等到视力严重下降后才到医院检查，此时可能已经出现严重的并发症，错过了葡萄膜炎最佳治疗时机，导致后续治疗效果不理想。

由于葡萄膜炎病因复杂，50％以上的葡萄膜炎目前无明显病因可查。可能与感染、全身炎症性疾病、眼睛受伤等有关。

7. 眼前黑影飘动是怎么回事？

我们在日常生活及工作中，有些人会感受到眼前有黑影飘动，这是怎么回事？

眼前黑影飘动是眼科常见的一种症状，多数是由于眼睛的玻璃体混浊引起，并不需要特殊治疗。但是有些黑影飘动如果处理不及时会导致视力减退、失明。

当光线进入我们眼球内通过玻璃体的折射，才能在视网膜上形成影像而让眼睛看到物体。正常情况下玻璃体是无色透明的胶样体，不会阻挡光线进入眼内，当玻璃体有改变时这些变化的影像投射在视网膜上，眼前就会出现黑影。这种黑影颜色较淡，数目也少，而且是逐渐出现，常见于"飞蚊症"。家长需要带孩子去医院眼科检查，如果检查显示视力正常，眼底也正常，就不必担心，先行观察，定期复诊。如果孩子感觉眼前黑影加重，甚至看不清楚东西，视力和眼底检查均有异常，可能是白内障、眼底出血等疾病。此时，要在专业医生指导下尽早治疗，防止视网膜脱离导致失明。

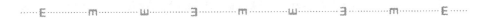

晶状体疾病

1. 什么是先天性白内障?

先天性白内障是儿童最常见的眼病，即出生后存在或出生后一年发生的晶状体部分混浊或全部混浊。先天性白内障可以是家族性或是散发性的，可以单眼或者双眼发病，是造成儿童失明和弱视的重要原因之一。

先天性白内障的病因包括遗传因素及环境因素。环境因素包括妊娠早期病毒感染、妊娠期营养不良、放射线照射、特殊药物、早产儿及胎内缺氧等。

先天性白内障主要表现为新生儿不能注视，对光线的刺激没有反应，眼睛不能随着光线游走。另外，瞳孔处发白、畏光，通过视功能检查，发现有不同程度的视力下降、视力模糊等表现（见图 4–53）。

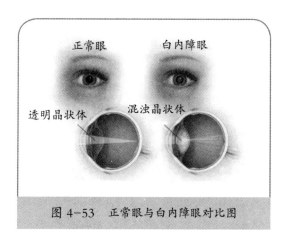

图 4-53　正常眼与白内障眼对比图

2. 眼睛发白就是白内障吗?

眼睛发白不一定是白内障,常见的眼睛发白有两种可能情况:

(1)眼球表面的这一层发白,常见于角膜病。

(2)眼球里面发白,常见于白瞳症。

瞳孔的中央为透明区,在发生白内障或者其他病变的时候,瞳孔中央的区域看起来就会变白,这种情况就叫作白瞳症。白瞳症最常见于白内障,当然是非常严重的整个晶状体全部变白的类型,才会通过肉眼看到瞳孔区变白。还有其他的疾病也会造成瞳孔区中央发白,比如永存原始玻璃体增生症。它是一种眼部发育异常的疾病,病变并不在晶状体,而是晶状体后的玻璃体发生病变变白。还有眼后部肿瘤或者其他病变也会造成瞳孔区变白,常见的如视网膜母细胞瘤,这些疾病都需要和白内障相鉴别。

总而言之,眼睛发白并不一定是白内障,还有可能是其他的疾病（见图 4-54 ）。

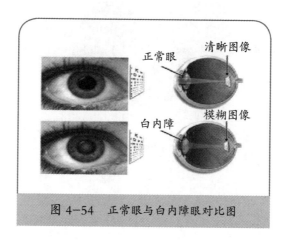

正常眼

清晰图像

白内障

模糊图像

图 4-54   正常眼与白内障眼对比图

3. 如何在早期发现先天性白内障?

白内障分先天性和后天性两种。如母亲在妊娠早期 3 个月内感染过风疹、腮腺炎、水痘、带状疱疹、麻疹和流感等病毒性疾病；或母亲在怀孕期间有营养代谢失调（维生素 A 缺乏、糖尿病、甲状旁腺机能障碍、钙质代谢异常）等疾病；妊娠时出现早产、胎儿宫内缺氧等异常情况；父母及家族中有先天性白内障病史等情况，出生后的小孩都应到医院检查，以便在早期发现孩子的先天性白内障。先天性白内障患儿往往不是单一的晶状体异常，多合并有眼部的其他先天畸形，如小眼球、小角膜、玻璃体混浊、视网膜色素变性，或虹膜、脉络膜、视神经的缺损，以及弱视、眼球震颤等，在早期到医院检查，可以及时发现先天性白内障。

 4. 先天性白内障一定要做手术吗?

先天性白内障不一定要做手术。先天性白内障根据患儿年龄和晶状体的混浊位置、混浊程度可以采取不同的治疗方式。对不在中心视轴区或对视力影响不大的白内障，如前极白内障、花冠状白内障和点状白内障，一般可暂时观察不急于手术，定期随诊视力情况及晶状体混浊程度变化。对于明显影响视力发育的白内障，需采取白内障摘除、人工晶状体植入、屈光矫正和弱视训练这一系统性治疗。

先天性白内障手术时机一般为出生后 4 到 6 周。双眼先天性白内障为了避免形觉剥夺性弱视的发生，第一只眼的手术应在出生后 8 周内完成，第二只眼的手术要在第一只眼手术后一周之内完成，待 2 岁之后，对眼球发育接近正常，超声检查眼轴 ≥ 22mm 的患儿，可植入人工晶状体，帮助宝宝尽早建立恢复正常视功能发育的通道。

5. 先天性白内障做了手术视力就恢复正常了吗?

先天性白内障做手术后，视力不能恢复正常。先天性白内障手术后的视力因人而异，但术后视力不会很好。孩子在出生之后，需要光线进入到眼底，对视网膜进行刺激，然后视网膜进一步发育，视力才能越来越好。先天性白内障手术的患儿，一般是全白的白内障或绕核性白内障，这两种类型的白内障会明显影响到患儿视力发育。

首先，宝宝出生后身体各器官在逐步发育，很多功能的建立是在出生后才逐渐完成的。先天性白内障阻挡进入眼内的光线，视网膜缺乏视觉刺激，视觉功能发育受到影响。白内障手术是通过手术打开光线进入眼内的通路，为后期视觉训练提供条件。因此，只有通过后期的配戴眼镜、弱视训练等，视功能才能恢复，患儿的视力才会逐渐提高。

其次，先天性白内障患儿手术后视力的恢复还与是否并发其他眼部异常疾病有关，例如眼球震颤、斜视、角膜病、眼底病等。所以，先天性白内障术后的视力恢复，取决手术时机和手术方式的选择、术后无晶状体眼的屈光矫正和术后弱视治疗的效果。接受治疗早，视力恢复的可能性就大；接受治疗晚，视力恢复的效果差，甚至有失明的可能。

6. 儿童白内障术后能装人工晶状体吗?

一般情况下儿童白内障手术之后需要安装人工晶状体。人工晶状体的植入是矫正无晶状体眼屈光的最佳方法。在白内障术后安装人工晶状体能够迅速恢复患者的视力，建立起双眼单视和立体视觉。因为眼部晶状体在眼睛里面起到的作用就是一个放大镜的作用，把本身混浊的放大镜取走了，再装入一个放大镜进去，就能看清物像。这个放大镜就是人工晶状体，等于是把厚厚的眼镜变成一个薄薄的玻璃片装到眼睛里。

先天性白内障患儿一般需要在 2 岁左右植入人工晶状体。年龄小于 2 岁的孩子白内障术后因为年龄小，生长发育速度快，先不考虑植入人工晶状体;需要配戴合适的远视框架眼镜，保证眼的屈光系统正常，视物清楚，尽可能达到正常的视觉质量。儿童白内障术后无论是植入人工晶状体前还是植入后都应该进行系统的弱视训练。

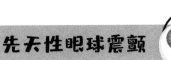

先天性眼球震颤

 ## 1. 什么是眼球震颤?

眼球震颤是一种不自主、有节律性、往返摆动的眼球运动。它不是一个独立的疾病，而是某些疾病的临床表现。这是一种与视觉、迷路及中枢等控制眼球位置有关的致病因素所导致的眼位异常，也是人体为适应身体内外环境改变而出现的代偿性动作。眼球震颤病因复杂，一般可分为先天性眼球震颤和后天获得性眼球震颤。

正常人眼睛看东西，注视某一目标时双眼是固视不动的，定位明确。但是眼球震颤的宝宝眼睛不能固视，眼神漂忽不定，不由自主地晃动。

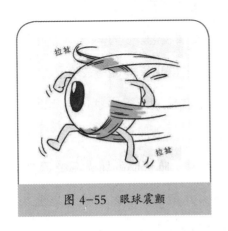
图 4-55 眼球震颤

眼睛摆动方向有水平型、垂直型、旋转型等类型，以水平型最为常见。有先天性眼球震颤家族史的人群以及母亲孕期出现感染病史者好发，主要是由基因突变引起，目前可以通过基因检测进行早期干预，预防先天性眼球震颤的发生（见图 4-55）。

 2. 先天性眼球震颤是什么原因引起的?

我们首先要清楚先天性眼球震颤分为先天性感觉缺陷型眼球震颤和先天性运动型眼球震颤两种类型。通常于宝宝出生后 6 个月以内出现症状，患者常伴有视力损害、双眼视功能障碍及异常头位等症状，若不积极接受治疗，可能持续终身。

据资料显示，先天性感觉缺陷型眼球震颤约占先天性眼球震颤的80%，由于视觉刺激信息传入相关系统的功能发育异常，眼球运动系统在敏感期的发育受到干扰所致。患者视力受到显著影响，视力多低于 0.1。其眼球运动多为水平钟摆型，少数患者向一侧方注视时可转为水平冲动快速型。

先天性运动型眼球震颤，约占先天性眼球震颤的 20％，先天性运动型眼球震颤目前病因不明。患者无器质性缺陷却出现视觉传出缺陷导致视力的降低，其最佳矫正视力多在 0.1 以上，部分可达 0.5，其眼球运动多为水平冲动型。

引起眼球震颤的主要病因有：①器质性病变，如先天性白内障、先天性无虹膜、视网膜营养不良、眼白化病、全色盲、锥杆细胞营养不良以及永存原始玻璃体增生症等，导致视力破坏，引起眼球震颤。②视觉传出缺陷，通常无器质性病变，一般认为是大脑调控的神经中枢以及整合系统异常造成的眼球运动功能障碍。

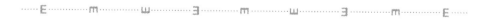

 ### 3. 眼球震颤对患者造成哪些影响？

眼球震颤对患者最大的危害是视力减退，患者无法正常地生活和学习，对未来婚姻和家庭的影响巨大。具体如下：

（1）眼球震颤患者视力严重减退，多数患者虽拥有维持独立日常生活所需的视力，但阅读书籍时速度缓慢，他们需要更多时间对文字进行扫描。有眼球震颤的患者在测验或考试时，需要给他们更长的时间。

（2）眼球震颤患者看东西不清楚，时间长了看物就会抖动，常常会有偏头和斜眼的情况出现，这样长时间就会出现习惯性偏头或斜视、弱视等。

（3）眼球震颤患者的深度知觉下降，身体的平衡受到影响，动作会笨拙、不稳定。患者上下楼梯、走不平坦的地面比较困难；在过马路和人流量大的场所行走有困难，危险系数比正常人高。

（4）患者一天中的视力水平会随着自身出现紧张、疲惫、神经过敏等情绪变化而变化。视力不好时更加缺乏自信，眼神交流感情有障碍，会影响患者的社交活动。

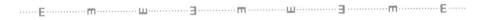

 4. 先天性眼球震颤可以手术治疗吗?

眼球震颤能不能做手术，这是很多家长非常关心的问题。

不是所有的眼球震颤都可以通过手术治疗，眼球震颤可以做手术的分两种，一种是有头位的，就是说一部分眼球震颤的孩子看东西的时候会用一种非常奇怪的头位和眼神来进行，医学上把它叫作代偿头位。眼球震颤的手术仅限于有代偿头位的孩子，这种效果好。

还有一种眼球震颤的手术，叫作眼外肌本体感受器切除。这种手术切断了反射环路，使眼球震颤减轻甚至消失，在增加眼球震颤患者黄斑同视时间、降低眼球震颤的幅度与频率以及增大双眼视野方面取得良好的疗效。它是眼球震颤患者视力增加的治疗手段，这种手术一定要早做，做完手术以后可能要配戴框架眼镜或硬性透氧性角膜接触镜（RGP），或者在早期进行视力增视训练。

因此，部分先天性眼球震颤可以进行手术治疗。

 5. 眼球震颤会遗传吗?

眼球震颤有一定的遗传概率，大多数的眼球震颤都可能由特发性震颤而引起。特发性震颤主要和遗传因素相关，特发性震颤有 30% 到 50% 的概率遗传给子孙后代。但眼球震颤还有可能是由于其他原因导致的，比如说生理性的因素或者是由于其他疾病继发而来的，这种情况的眼球震颤，遗传概率会大大降低。

对于有遗传性的眼球震颤，可以通过基因检测进一步确诊。婴幼儿眼球震颤综合征已经有明确的致病基因，对于这类患者及他们的父母，在选择生育下一代时，需进行遗传咨询。

儿童眼部肿瘤

1. 儿童眼睑血管瘤是一种什么样的疾病？如何治疗？

儿童眼睑血管瘤是一种血管组织的先天性发育异常，是常见的眼睑良性肿瘤。多数认为是由于胚胎发育过程中血管异常增生所致，因此在新生儿和婴幼儿中多见。眼睑常见的血管瘤有毛细血管瘤和海绵状血管瘤两种。主要表现为皮肤呈紫红色或鲜红色，皮温较高，部分高于皮肤面，压之皮肤变平，颜色部分或完全减退。

眼睑血管瘤对外观影响明显，血管瘤的治疗方式主要取决于病变的部位、深度、范围及大小、分期、是否有功能障碍等。

（1）毛细血管瘤：随着年龄的增长，绝大部分可自行消退。多采用保守治疗并长时间监测血管瘤的生长变化，予以积极的对症处理。

（2）海绵状血管瘤：绝大部分不能自行消退，需要尽早就医予以早期干预，必要时行手术治疗。

目前认为儿童眼睑血管瘤的治疗方式有激素、干扰素、硬化剂瘤内注射、冷冻、激光、微波、放射和手术治疗等。治疗同时也存在较多并发症，如局部皮肤色素脱失、局部的溃疡及水泡、向心性肥胖、肾上腺皮质抑制、生长发育受影响，甚至失明等（见图4-56）。

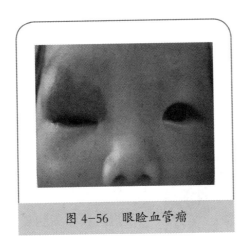

图 4-56　眼睑血管瘤

2. 视网膜母细胞瘤会遗传吗?

　　视网膜母细胞瘤（RB）是婴幼儿最常见的眼内原发性恶性肿瘤，发病率为 1∶18000 ～ 1∶21000，严重危害患儿的视力甚至生命。视网膜母细胞瘤分为遗传型和非遗传型两类。遗传型是由遗传基因缺陷所致，也就是从父母亲遗传给子女，有家族史。非遗传型是由于个体基因突变所致，无家族史。由于视网膜母细胞瘤具有遗传倾向，因此要做好预防措施，大力科普宣教，提倡遗传咨询，优生优育。在临床工作中，尽力做到早发现、早诊断、早治疗。

3. 视网膜母细胞瘤怎样早发现？可以预防吗？

视网膜母细胞瘤早期难以发现。肿瘤逐渐增大后，大多数患者表现为瞳孔区域出现黄白色反光，即白瞳症，俗称"猫眼"（见图 4-57）。

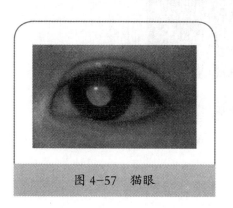

图 4-57　猫眼

少部分可能出现斜视。其他可能症状还包括视力减退、眼睛发红、眼胀、眼痛、眼睑肿胀、眼球突出等。视网膜母细胞瘤恶性程度大，早诊断早治疗，会大大提高患者的生存率。所以，早期的发现和诊断非常重要。

首先，可以通过做婴幼儿眼底筛查，也就是给孩子的眼底拍个照片，如果发现异常，可以及时治疗。其次要注意观察孩子的眼睛，如果在夜晚，看到孩子的眼睛出现黄白反光（猫眼），应立即带到医院就诊。对于有视网膜母细胞瘤家族史的孩子应在出生后尽早进行筛查，以便早发现早诊断。

视网膜母细胞瘤不能够预防，挽救孩子视力和生命的关键在于早诊断早治疗。

4. 视网膜母细胞瘤一定要摘除眼球吗?

不是所有的视网膜母细胞瘤都要摘除眼球,视网膜母细胞瘤发展的时期不同,治疗的方法也不同。根据肿瘤的大小、位置及发展程度等,采用不同的个体化治疗方案。最大限度地挽救生命,保存患眼,保留视力。

视网膜母细胞瘤可分为 A、B、C、D、E 五个时期(国际眼内分期标准)。病情严重需要摘除眼球的患儿多见于 D 期和 E 期。D 期:伴有明显的玻璃体或视网膜种植下的弥漫性病变;E 期:存在不良预后特征的病变(肿瘤接触到晶状体、弥漫性浸润性视网膜母细胞瘤、出血、可疑视神经侵犯)。D 期和 E 期病人,以挽救生命为主,根据瘤体的大小以及瘤体对化疗药物的敏感度,在无法保守治疗时选择眼球摘除术。

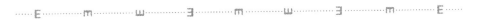

5. 眼球摘除后可以装义眼吗?

眼球摘除后可以安装义眼,也就是义眼台,俗称"假眼球"。义眼台是一种眼科植入物及辅助器械,主要用于眼球或眶壁缺失、眼球摘除或萎缩后的填充以及眼眶内支撑。义眼台植入以后可填充眼眶,同时可改善外观,提高患者满意度,缓解患者的心理压力。

患者行眼球摘除术后,眼眶内容物缺失,如长期不植入义眼台,可导致上睑凹陷，上睑上提受限等外观畸形的发生，久而久之可引起眼球摘除后一系列综合征，如眼睑畸形、双眼不在同一水平等。

患儿做眼球摘除的原因不同，安装义眼台的时机也不相同。如视网膜母细胞瘤摘除术中没有发现视神经转移和外伤引起的眼球摘除，术中就可以植入义眼台。

义眼片是一个前凸后凹的片状物，安放在义眼台的外面，起外观美容的作用。义眼片安放时间一般在义眼台植入术后 3 ～ 4 周，常规检查发现患眼无结膜水肿及眼模暴露、切口愈合良好，便可取出临时眼模，安放义眼片（见图 4-58）。

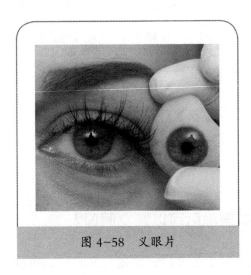

图 4-58 义眼片

6. 义眼片如何护理？

患者配戴义眼片后的护理要注意以下几点：

（1）佩戴方式。在安装义眼片与取下义眼片之前需洗净双手，安装义眼片时，一只手将患眼上眼皮提高，另一只手捏住义眼片中下部，将义眼片从下至上送入眼腔内，并使眼睑与眼皮包裹住义眼片。取出义眼片时，首先用食指将下眼睑轻轻按下，至食指运动至义眼片背面，然后轻轻抬起义眼片，将义眼片自上而下地从眼腔内取出。此外，取出义眼片时还可以采用医用取眼器，帮助我们取出义眼片。

（2）日常护理。刚佩戴时，会出现分泌物增多的现象，主要由于没有适应引起，可以点抗生素眼药水，使义眼片的光滑度和光泽度有所好转，保证义眼片的正常佩戴。

（3）定期复诊。应于配戴后一周、一个月、三个月、半年、一年进行复查。

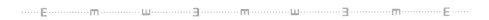

7. 人的眼球能换吗？

我们人类的眼球是由视神经管、血管进行连接的，血管断了可以进行连接，但神经断了没办法连接。视神经属于中枢神经的一部分，一旦受到损伤是不可逆的。视神经一旦切断，整个眼球的感官功能就会丧失，所以眼球是不可以更换的。能不能换动物的眼球呢，答案也是否定的,迄今为止,国内外专家进行的动物试验（全眼球移植:兔、蛙、蟾蜍）也无成功报道。

儿童眼外伤

1. 眼睛进了东西可以用手揉吗?

眼睛进了东西后，我们常常喜欢用手揉，这种做法到底对不对呢？当异物进入眼睛时，我们第一反应会闭眼，阻止异物进入眼球。如果已经进入到眼球表面，刺激到角膜，会产生刺激性流泪及眼红反应；泪腺也会分泌大量泪液来帮助我们冲刷、排出异物。

当我们的眼睛进了东西后，眼睛会启动自我保护机制帮助我们排出异物。对于不能排出的异物，我们可以使用干净的水源冲洗眼部，但切忌用手去揉，这样容易将眼表脆弱的结膜、角膜等组织损伤，甚至可能将异物推进眼内组织，造成二次伤害，加重对眼部的损伤。经手揉搓容易带入细菌等微生物，从而造成感染。因此，一旦眼部进入异物，切忌用手揉，而是在第一时间冲洗治疗，如果还是不能成功将异物取出，请在闭眼状态下，立即就近就医进行处理。

2. 眼睛进了沙子怎么办?

俗话说：眼里容不下一粒沙子。当沙砾等异物进入眼睛时，我们眼睛会出现异物感、刺激性流泪及眼红、睁眼困难等情况。这其实是一种保护性反射。眼睛分泌出大量的泪水可以将这个异物"冲刷"出去。所以，当沙尘、虫子等异物进入眼睛后，千万不要用手去揉眼睛。正确的做法是先闭上眼睛，待眼泪"夺眶而出"时再慢慢将眼睛睁开，然后眨一眨眼，借着泪水将这个异物冲刷出去；也可以轻翻眼皮暴露异物后用棉签轻轻擦掉。翻眼皮时要注意将手洗干净，动作轻柔，避免将异物在眼球表面摩擦。如果异物还不能取出或眼部出现不适情况，应及时就医进行处理。

3. 剪刀戳伤眼睛怎么办?

眼睛被剪刀戳伤最重要的是不要揉眼睛，可以用一块干净的纱布或毛巾遮盖，然后立即就医。医生检查受伤的位置、深度及范围，确认是否存在眼球破裂的情况，根据受伤的程度进行相应处理。

轻者如表皮擦伤者局部进行清创消毒处理，涂抗生素眼膏预防感染。若黑眼珠擦伤，即角膜擦伤，眼睛就会畏光流泪，自觉有异物及疼痛感，这时候就需要及时用药抗感染治疗，预防感染，促进受伤部位修复。结膜、巩膜及角膜有裂伤的需要通过手术来缝合伤口。剪刀戳伤眼球可能还会导致眼球穿通伤、外伤性白内障等情况，会严重威胁到视力及眼球结构的完整。这时需立即进行紧急处理，必要时进行手术治疗。因此，眼睛被剪刀戳伤后一定要及时去医院进行处理。

4. 玩激光笔会伤眼睛吗?

激光笔在我们现实生活和医疗中应用广泛，用好了能当利器，使用不当，也会造成身体尤其是眼部组织的损伤。玩激光笔会伤害眼睛，由于激光可产生热效应、冲击波效应和电磁波效应，使得眼部视网膜灼伤而导致视力受损。一般眼部受损程度与激光的功率大小有关，激光光线越强，眼睛损害程度越重。眼底检查可见视网膜出血、水肿和渗出等改变，如果早期不能发现，就会造成永久性的损伤，严重的还可能会导致视网膜黄斑病变甚至失明。禁止儿童使用激光笔，使用的时候禁止照射自己或他人的眼睛，一旦眼睛出现被激光笔照射后视力下降等不适，需要及时去医院就诊。

5. 眼睛被鞭炮炸伤怎么办?

当眼睛被鞭炮炸伤后，眼睛痛得睁不开，眼睑皮肤和结膜、角膜可被火药烧伤，角膜内可进入大量异物;有时造成眼睑裂伤、瞳孔散大、晶状体混浊、前房积血、玻璃体积血等情况，严重者可完全失明。

鞭炮炸伤以后，要大致判断一下，是伤到了眼球还是伤到了眼表组织，然后进行简单的处理。

（1）用干净的纱布或毛巾轻轻地遮盖受伤眼睛，不揉眼，不能用力挤压。

（2）不要用清水清洗被鞭炮炸伤的眼睛。

（3）就近就医，先到周围比较近的医院进行简单的包扎和处理，进行一个初步的诊断，再进行后续的治疗或转诊。

燃放烟花、爆竹是较为危险的一种行为，尤其是小朋友，因此在孩子玩耍时家长要在一旁陪护，出现紧急情况时可以立即做出反应和采取保护措施。

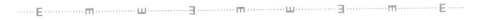

6. 生石灰干燥剂进入孩子眼睛怎么处理?

干燥剂中最常见的是生石灰干燥剂，它的主要成分是氧化钙，可以与水反应生成氢氧化钙，这样就能大量吸收周围空气中的水分，同时会释放出大量的热。生石灰干燥剂对人体特别是眼睛有腐蚀性，小孩如果弄到眼睛里，轻则导致结膜、角膜的损伤、穿孔、坏死等，严重的影响视力甚至失明。若不慎将干燥剂弄进眼睛后该怎么办?

生石灰干燥剂进入眼内后，切忌用手揉搓双眼，应遵循十二字方针"争分夺秒、就地取材、彻底冲洗"。正确的方法是，以最快的速度用棉签或干净的纸巾将生石灰粉弄出，然后就近用大量清水反复冲洗眼睛，尽量把干燥剂清洗干净，降低碱性物质对眼部的伤害，冲洗后仍需立即到医院就诊，进行专科救治。特别提醒的是，碱性物质极易渗入深部组织，所以能很快穿透眼组织，造成细胞坏死，其后果比酸性眼灼伤（一种眼部化学损伤，指酸性烧伤中，酸与组织接触后可导致组织蛋白变性、凝固，凝固蛋白可起到屏障作用，能有效阻止酸继续向深组织渗透，组织损伤相对较轻。）要严重得多。

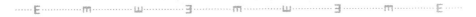

7. 树枝戳伤眼睛怎么办？

树枝戳伤眼睛常见的情形为孩子们在户外玩耍或打闹中受伤。当树枝戳伤眼睛时，常见受伤方式为眼睑皮肤破损，角膜、结膜组织的划伤，严重时会造成眼球穿通伤。另外，树枝属于植物性异物，容易造成真菌性感染。这种情况下，孩子表现出流血、眼部疼痛、畏光流泪、视力明显下降等，通常需要到眼科进行急诊救治。处理伤口时，一定需要将异物清理干净，并做好预防感染对症处理。如果发生眼球穿通伤，可造成眼内组织损伤甚至脱出，易发生眼内炎、全眼球炎甚至颅内感染，危及视力及生命。所以眼睛被树枝戳伤后不要掉以轻心，应于第一时间到医院的眼科就诊。

8. 羽毛球打伤眼睛怎么办?

在羽毛球运动中，被快速飞行的羽毛球或羽毛球拍击伤眼部的意外事件在眼科的急诊中还真不是少数。

当眼睛不小心被羽毛球打伤后，要尽早去医院检查眼睛，检查眼睛视力和结构是否正常。如果眼睑闭合及时，可以很好地保护眼球组织不受意外伤害，这种情形下通常为眼睑皮肤组织的钝挫伤，表现为眼睑皮下的血肿，也可表现为皮肤裂伤，需要及时进行伤口清创处理、冷敷止血、预防伤口感染等。如果外力直接作用于眼球，很可能出现眼睑痉挛、畏光、疼痛、视力急剧下降等症状，还可造成角膜水肿、眼内出血、眼压升高及视网膜脱离等，最常见的是前房积血。对于前房积血的孩子，需要包扎双眼，半卧位卧床休息，避免剧烈活动，同时还要根据病情需要配合药物或手术治疗。

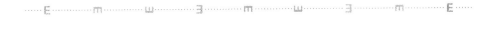

9. 眼睛被纸片擦伤怎么办?

孩子的眼睛被纸片擦伤不要揉眼睛，要立即去医院进行眼睛检查。纸片一般是在边角刮擦或切割状态下对眼部组织产生伤害，首当其冲的是我们眼球外面的皮肤，常见的为眼睑皮肤破损，造成伤口流血不止，一般情况下伤口表浅，只要予以伤口的清创对症处理即可。如果是纸片剐擦到我们的角膜或结膜，会造成角膜、结膜上皮损伤，结膜下出血等情况，最常见的是角膜划伤。角膜划伤后角膜会留有创伤口，容易造成感染或形成角膜瘢痕，此时需要积极就医，避免伤口溅入生水，避免揉眼，注意手卫生。在医生的指导下用药，早期积极进行角膜修护，必要时进行手术处理。